医療事務BASIC問題集

初級者のための

2024

Medical Assistant

医療事務・医療秘書・医療事務OA・電子カルテ・医師事務作業補助者 実務能力認定試験

2024年6月現在の法律・点数に完全準拠

Exercise Book

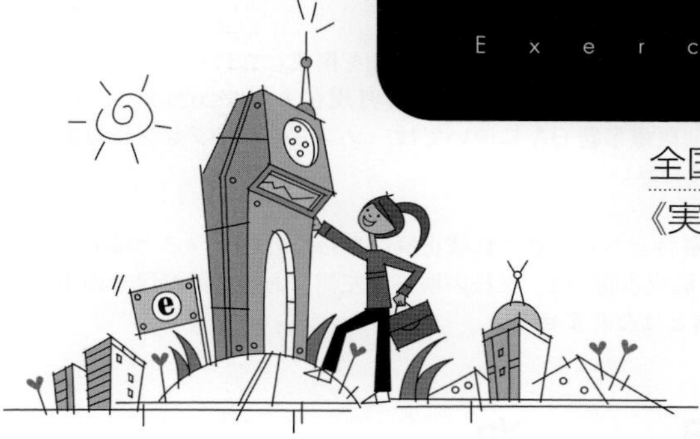

全国医療福祉教育協会が主催する
《実務能力認定試験》の過去問題集

医学通信社

はじめに

本書は全国医療福祉教育協会主催の医科２級医療事務，２級医療秘書，医療事務 OA，電子カルテオペレーション，および医師事務作業補助者の５つの実務能力認定試験について，2022 年度，2023 年度に実施した試験問題に模範解答と解説を加えたものです。

内容については，2024 年６月１日から施行予定の法令等およびソフトのバージョン，2024 年６月現在の診療報酬点数に基き，修正を加えています。
また，各設問には，試験実施当時の正答率をもとに，難易度を，A（難しい），B（やや難しい），C（簡単）の３段階で明記しております。巻頭の試験概要，最近出題された傷病名，診療科，文書および合格率とともに学習の一助としてください。
なお，受験につきましては，当協会の公式サイト https://iryou-shikaku.jp/ で紹介している推奨書籍もご活用いただき，十分な受験準備を行っていただくことをお勧めします。

全国医療福祉教育協会　事務局

紙面等の都合により，2022 年度および 2023 年度の問題それぞれ１回分を掲載しております。
設問の診療日にかかわらず，薬価については試験実施時（2022 年４月現在または 2023 年 11 月現在）の価格に準じて解答してください。ただし，医療事務 OA については，ソフトのバージョンに対応させるため，2024 年４月時点の薬価で解答してください。

なお，実技問題の解答は，この問題集の解答どおりでなければ正解にならないということはありません。ただし，「医科２級医療事務」および「医療事務 OA」実技の解答の左側にある各診療区分の小計および合計点数は，解答どおりでなければ正解とはなりません。

目　次

試験概要

各試験の試験概要は下記のようになっています。問題を解くときの参考にしてください。

※2024年6月16日（日）の医科2級医療事務，および2級医療秘書の実務能力認定試験は新旧の法令等に基づいた2種類の試験を実施します。

●医科2級医療事務実務能力認定試験

試験形式	学科問題（マークシート）：20問 実技問題（診療報酬明細書作成）：2問
試験時間	120分
持ち込み	医科点数表，参考書，ノート等の資料，電卓
出題内容	学科問題　医療関連法規に関する知識：10問 診療報酬請求に関する知識：10問 実技問題　診療報酬明細書作成：2問 ※外来1問・入院1問
合格基準	原則として，正答率6割以上を合格としています。ただし，問題の難易度等により変動する場合があります。
合格率	おおむね60%から80%

実技問題の出題傷病名　※（主）は主傷病名

〈2022年度〉
○外来問題：高血圧症（主），慢性心不全（主），急性腰痛症，坐骨神経痛の疑い，気管支喘息（主），1型糖尿病（主）
○入院問題：（主）脊柱管狭窄症，（主）食道アカラシア，（主）子宮内膜症

〈2023年度〉
○外来問題：（主病）右足熱傷Ⅱ度，滲出性中耳炎（右側）（主），高血圧症（主），急性気管支炎，インフルエンザの疑い
○入院問題：（主）右中手骨骨折（第1指），頭部挫創，右頬部挫創，虫垂穿孔性急性腹膜炎（主），（主）一過性脳虚血発作，脳梗塞の疑い

●2級医療秘書実務能力認定試験

試験形式	学科問題（マークシート）：30問 実技問題（診療報酬明細書作成）：1問
試験時間	90分（学科30分・実技60分） ※学科答案回収10分
持ち込み	学科問題　持ち込み不可 実技問題　医科点数表，参考書，ノート等の資料，電卓
出題内容	学科問題　医療秘書に関する知識：10問 医療関連法規に関する知識：10問 医学基礎に関する知識：10問 実技問題　診療報酬明細書作成：1問 ※外来　上書き（頭書き）1設問・穴埋め25設問
合格基準	原則として，正答率6割以上を合格としています。ただし，問題の難易度等により変動する場合があります。
合格率	おおむね60%から80%

実技問題の出題傷病名　※（主）は主傷病名

〈2022年度〉
大腸癌（主），高血圧症（主），心房細動，僧帽弁閉鎖不全症，後頭部挫創，外傷性頭蓋内出血の疑い，糖尿病（主），脂質異常症，左上腕部石灰化上皮腫，急性胃腸炎，アニサキス症疑い，腰椎椎間板ヘルニア（主），アレルギー性鼻炎，鼻茸疑い

〈2023年度〉
脂質異常症（主），右中指骨性マレット指，高血圧症（主），2型糖尿病，顎部挫創，右母指捻挫，心房細動（主），高血圧症，右変形性膝関節症

●医療事務OA実務能力認定試験

試験形式	学科問題（マークシート）：10問 実技問題（ソフトによる診療報酬明細書作成・出力）：2問
試験時間	90分（学科30分・実技60分）
持ち込み	医科点数表，参考書，ノート等の資料，電卓
出題内容	学科問題　医療保険制度，診療報酬請求に関する基礎知識，医療事務コンピュータにおける基礎知識：10問 実技問題　教育用医療事務ソフト「医事NaviⅢ」を使用した診療報酬明細書作成・出力：2問 ※外来1問・入院1問
合格基準	原則として，正答率6割以上を合格としています。ただし，問題の難易度等により変動する場合があります。
合格率	おおむね60%から80%

実技問題の出題傷病名　※（主）は主傷病名

〈2022年度〉
○外来問題：2型糖尿病（主），左下肢第2度熱傷，前立腺癌の疑い（主），急性上気道炎，急性咽頭喉頭炎（主），急性扁桃炎，脱水症，インフルエンザの疑い
○入院問題：左下腿骨骨折（主），食道癌（主），急性虫垂炎（主），虫垂周囲膿瘍

〈2023年度〉
○外来問題：気管支喘息（主），前立腺肥大症，前立腺癌の疑い，胃潰瘍（主），左前腕挫創（主），頭部打撲，インフルエンザA型（主）
○入院問題：イレウス（主），甲状腺癌（主），狭心症（主）

●電子カルテオペレーション実務能力認定試験

試験形式	学科問題（マークシート）：10問 実技問題（ソフトによる診療録作成・出力）：2問
試験時間	90分（学科30分・実技60分）
持ち込み	持ち込み不可
出題内容	学科問題　電子カルテを含む医療IT化に関する基礎知識：10問 実技問題　教育用電子カルテソフト「C＆C電子カルテシステムⅡ」を使用した診療録作成・出力：2問 ※外来1問・入院1問
合格基準	原則として，正答率6割以上を合格としています。ただし，問題の難易度等により変動する場合があります。
合格率	おおむね60%から80%

実技問題の出題診療科

〈2022年度〉
内科，皮膚科，整形外科，リハビリテーション科，小児科，小児外科，外科

〈2023年度〉
○外来問題：皮膚科，内科，小児外科
○入院問題：外科，整形外科，小児科

●医師事務作業補助者実務能力認定試験

試験形式	学科問題（マークシート）：20 問 実技問題（各種文書作成）：3 問
試験時間	120 分
持ち込み	参考書，ノート等の資料
出題内容	学科問題　医師事務作業補助者，医療関連法規，医療保険制度等，ビジネス文書，医学・医薬品・臨床検査の知識，医療安全管理と個人情報の保護，診療記録と電子カルテシステム，文書作成：20 問 実技問題　SOAP 形式の経過記録作成：1 問 各種文書作成（診断書，診療情報提供書，処方箋等）：2 問
合格基準	原則として，正答率 6 割以上を合格としています。ただし，問題の難易度等により変動する場合があります。
合 格 率	おおむね 60%から 80%

実技問題の出題文書

〈2022 年度〉

SOAP 形式の経過記録，診療情報提供書，がん診断給付金用診断書，指定居宅介護支援事業所向け診療情報提供書，医療要否意見書

〈2023 年度〉

SOAP 形式の経過記録，入院診療計画書，診療情報提供書，傷病手当金申請書

合格率

各試験，各回の合格率は下記のようになっています。

●医科 2 級医療事務実務能力認定試験

年度	回	合格率
2022 年度	第 1 回	64.3%
	第 2 回	65.3%
	第 3 回	65.7%
2023 年度	第 1 回	71.2%
	第 2 回	69.0%

● 2 級医療秘書実務能力認定試験

年度	回	合格率
2022 年度	第 1 回	75.5%
	第 2 回	71.7%
	第 3 回	71.1%
2023 年度	第 1 回	79.6%
	第 2 回	78.3%

●医療事務 OA 実務能力認定試験

年度	回	合格率
2022 年度	第 1 回	73.4%
	第 2 回	76.8%
	第 3 回	74.4%
2023 年度	第 1 回	78.2%
	第 2 回	75.0%

●電子カルテオペレーション実務能力認定試験

年度	回	合格率
2022 年度	第 1 回	57.5%
	第 2 回	73.9%
	第 3 回	66.7%
2023 年度	第 1 回	76.2%
	第 2 回	72.2%

●医師事務作業補助者実務能力認定試験

年度	回	合格率
2022 年度	第 1 回	69.1%
	第 2 回	70.3%
	第 3 回	73.6%
2023 年度	第 1 回	73.8%
	第 2 回	76.6%

医科２級医療事務実務能力認定試験
問題

◇1	2022 年 11 月 13 日（日）	10:00～12:00	➡解答・解説は p.96
◇2	2023 年 11 月 12 日（日）	10:00～12:00	➡解答・解説は p.103

●医科点数表，参考書，ノート等の資料，電卓の持ち込みが可能です。
● 2024 年 4 月 1 日現在の法令，2024 年 6 月現在の診療報酬に準じて解答して下さい。
●診療報酬改定に伴い一部出題内容を修正しています。

1 2022年11月実施
医科2級医療事務実務能力認定試験

➡解答・解説はp. 96

＜学科問題＞

医療関連法規に関する知識

問1．健康保険法について，誤っているものを次の中から1つ選びなさい。 **難易度C**

a．「共済組合」の被保険者には，国家公務員が該当する。
b．「共済組合」の被保険者には，民間会社のサラリーマンが該当する。
c．「共済組合」の被保険者には，地方公務員が該当する。
d．「共済組合」の被保険者には，私立学校の教職員が該当する。

問2．健康保険法について，正しいものを次の中から1つ選びなさい。 **難易度C**

a．病院，診療所が保険診療の適用を受けるためには，厚生労働大臣による指定を受ける必要がある。
b．病院，診療所が保険診療の適用を受けるためには，都道府県知事による指定を受ける必要がある。
c．病院，診療所が保険診療の適用を受けるためには，地域の福祉事務所長による指定を受ける必要がある。
d．病院，診療所が保険診療の適用を受けるためには，医師会による指定を受ける必要がある。

問3．健康保険法について，正しいものを次の中から1つ選びなさい。 **難易度C**

a．保険医療機関の指定は，指定の日から起算して3年を経過したときは，その効力を失う。
b．保険医療機関の指定は，指定の日から起算して6年を経過したときは，その効力を失う。
c．保険医療機関の指定は，指定の日から起算して7年を経過したときは，その効力を失う。
d．保険医療機関の指定は，指定の日から起算して9年を経過したときは，その効力を失う。

問4．療養担当規則について正しいものを次の中から1つ選びなさい。 **難易度C**

a．新医薬品で，薬価基準収載月の翌月初日から起算して2年（厚生労働大臣が指定するものにあっては，厚生労働大臣が指定する期間）を経過していないものは一部の薬剤を除き1回7日分を限度として投与する。
b．新医薬品で，薬価基準収載月の翌月初日から起算して1年（厚生労働大臣が指定するものにあっては，厚生労働大臣が指定する期間）を経過していないものは一部の薬剤を除き1回14日分を限度として投与する。
c．新医薬品で，薬価基準収載月の当月初日から起算して2年（厚生労働大臣が指定するものにあっては，厚生労働大臣が指定する期間）を経過していないものは一部の薬剤を除き1回7日分を限度として投与する。
d．新医薬品で，薬価基準収載月の当月初日から起算して1年（厚生労働大臣が指定するものにあっては，厚生労働大臣が指定する期間）を経過していないものは一部の薬剤を除き１回14日分を限度として投与する。

問５．保険外併用療養費制度について，正しいものを次の中から１つ選びなさい。 難易度C

ａ．保険外併用療養費における予約診察として特別の料金を徴収する予約患者の数は，医師１人につき１日に概ね50人が限度である。
ｂ．保険外併用療養費における予約診察による特別の料金は，診療時間の遅れにより予約時間から１時間以上患者を待たせた場合であっても，適切な診療を行った場合には徴収することができる。
ｃ．地方単独の公費負担医療の受給対象者については，当該医療が特定の障害，特定の疾病に着目しているものである場合には，病院の初診に係る特別の料金を徴収できない。
ｄ．医療機器の治験について，治験の内容を患者に説明することが医療上好ましくないと認められる場合，家族の同意を得れば保険外併用療養費の支給を行うことができる。

問６．入院時食事療養費の特別食加算の対象となる特別食等について，誤っているものを次の中から１つ選びなさい。 難易度C

ａ．貧血食の対象となる患者は，血中ヘモグロビン濃度が10g／dL以下であり，その原因が鉄分の欠乏に由来する患者である。
ｂ．腎臓食に準じて取り扱うことができる心臓疾患等の減塩食については，食塩相当量が総量（１日量）６ｇ未満の減塩食をいう。
ｃ．小児食物アレルギー食は，特別食加算の対象となる特別食である。
ｄ．肝臓食とは，肝庇護食，肝炎食，肝硬変食，閉鎖性黄疸食（胆石症及び胆嚢炎による閉鎖性黄疸の場合も含む）等をいう。

問７．公費負担医療制度について，誤っているものを次の中から１つ選びなさい。 難易度C

ａ．「措置入院」は精神保健福祉法の医療給付名である。
ｂ．障害者総合支援法の自立支援医療を担当するのは，所定の手続きを経て都道府県知事から指定を受けた指定自立支援医療機関である。
ｃ．難病法に規定されている指定難病は，341疾患である。（2024年４月１日現在）
ｄ．生活保護における医療扶助を受けようとする患者は，地方厚生局長に保護の申請を行う。

問８．医療法について，正しいものを次の中から１つ選びなさい。 難易度C

ａ．特定機能病院の要件のひとつは，500床以上の入院施設を有することである。
ｂ．厚生労働大臣の承認を得て特定機能病院と称することができる。
ｃ．地域医療支援病院の要件のひとつは，500床以上の入院施設を有することである。
ｄ．厚生労働大臣の承認を得て地域医療支援病院と称することができる。

問9．療養の給付と直接関係ないサービス等について，誤っているものを次の中から１つ選びなさい。 難易度Ｂ

a．手術を行う場合の病衣貸与代は，患者からその費用を徴収することができる。
b．寝たきり患者に係る紙おむつ代は，患者からその費用を徴収することができる。
c．インフルエンザ等の予防接種に係る費用は，患者からその費用を徴収することができる。
d．日本語を理解できない患者に対する通訳料は，患者からその費用を徴収することができる。

問10．介護保険について，正しいものを次の中から１つ選びなさい。 難易度Ｃ

a．介護保険適用病床に入院している患者が，急性増悪等により一般病棟に転棟した場合，転棟後 20 日までの間は，新規入院患者と同様に取り扱う。
b．介護保険適用病床に入院している患者が，急性増悪等により一般病棟に転棟した場合，転棟後 30 日までの間は，新規入院患者と同様に取り扱う。
c．介護保険適用病床に入院している患者が，急性増悪等により一般病棟に転棟した場合，転棟後 35 日までの間は，新規入院患者と同様に取り扱う。
d．介護保険適用病床に入院している患者が，急性増悪等により一般病棟に転棟した場合，転棟後 40 日までの間は，新規入院患者と同様に取り扱う。

診療報酬請求に関する知識

問11．初診料について，誤っているものを次の中から１つ選びなさい。 難易度Ｂ

a．夜間・早朝等加算について，平日の午後７時までを診療時間内とする施設基準を満たす診療所において，平日の午後６時から午後７時までに初診受付を行った患者に対しては，当該加算として 50 点を所定点数に加算する。
b．乳幼児加算と乳幼児時間外加算，乳幼児休日加算及び乳幼児深夜加算は，併せて算定できない。
c．患者が任意に診療を中止し，１月以上経過した後，再度同一の保険医療機関で診療を受けた場合は慢性疾患等明らかに同一の疾病又は負傷であると推定される場合であっても，初診として取り扱う事ができる。
d．患者が異和を訴え診療を求めた場合，診断の結果，特に疾患が発見できなかった場合であっても初診料は算定できる。

問12．外来管理加算について，誤っているものを次の中から１つ選びなさい。 難易度Ｃ

a．電話等による再診を行った場合には，外来管理加算は算定できない。
b．やむを得ない事情で看護に当たっている者から症状を聞いて薬剤を投与した場合においても，再診料は算定できるが，外来管理加算は算定できない。
c．第２章第３部第３節生体検査料のうち，脳波検査等を行った場合は外来管理加算は算定できない。
d．往診料を算定した場合にも，再診料は算定できるが，外来管理加算は算定できない。

問13. 救急医療管理加算について，正しいものを次の中から１つ選びなさい。 難易度C

a．当該患者の状態に従い，入院した日から起算して７日を限度として所定点数に加算する。
b．乳幼児加算は，５歳未満の緊急に入院を必要とする重症患者に対して救急医療が行われた場合に算定する。
c．小児加算は，５歳以上 15 歳未満の緊急に入院を必要とする重症患者に対して救急医療が行われた場合に算定する。
d．救急医療管理加算１と２の対象となる患者は，それぞれ別の疾患が規定されている。

問14. 特定入院料について，正しいものを次の中から１つ選びなさい。 難易度B

a．一類感染症患者入院医療管理料に係る算定要件に該当しない患者が，当該治療室に入院した場合には，入院基本料等を算定する。
b．回復期リハビリテーション病棟入院料について，担当医師が１人でリハビリテーション総合実施計画書を作成し，評価を行った場合は，リハビリテーション総合計画評価料を算定できる。
c．酸素吸入（使用した酸素及び窒素の費用を含む。）は，特定集中治療室管理料に含まれる。
d．総合周産期特定集中治療室管理料の成育連携支援加算について，胎児が重篤な状態とは出生体重2,000g 未満の胎児が含まれる。

問15. 手術前医学管理料を算定した月に，当該管理料に包括されず別に算定できる検体検査判断料を，次の中から１つ選びなさい。 難易度C

a．血液学的検査判断料
b．生化学的検査（Ⅰ）判断料
c．生化学的検査（Ⅱ）判断料
d．免疫学的検査判断料

問16. 投薬について，誤っているものを次の中から１つ選びなさい。 難易度B

a．一般名処方加算は，後発医薬品のある医薬品について，薬価基準に収載されている品名に代えて，「一般名処方」による処方箋を交付した場合に限り算定できる。
b．処方料は，入院中の患者以外の患者に対する１回の処方について算定する。
c．外来において数日分投与し，その薬剤を入院後も服用する場合，この入院後服用の分の請求区分は服用の日の如何にかかわらず，外来投与として扱う。
d．１回の処方において，内服錠とチュアブル錠等のように服用方法が異なる場合であっても，服用時点及び服用回数が同じであるものについては１剤として算定する。

問17. 画像診断について，正しいものを次の中から1つ選びなさい。 難易度 B

a．エックス線診断料において，「2以上のエックス線撮影」とは，単純撮影，特殊撮影，造影剤使用撮影のうち2種以上の撮影を行った場合をいう。
b．撮影した画像を電子化して管理及び保存した場合においては，電子画像管理加算を算定するが，この場合において，フィルムの費用も別に算定できる。
c．当該保険医療機関以外の医療機関で撮影したコンピュータ断層撮影のフィルムについて診断を行った場合には，初・再診料を算定した日にかかわらず，コンピュータ断層診断料を算定できる。
d．^{15}O 標識ガス剤の合成及び吸入，^{18}FDG の合成及び注入，^{18}F 標識フルシクロビンの注入並びにアミロイド PET イメージング剤の合成（放射性医薬品合成設備を用いた場合に限る）及び注入に要する費用は，ポジトロン断層撮影の所定点数に含まれる。

問18. 処置について，正しいものを次の中から1つ選びなさい。 難易度 B

a．対称器官に係る処置の各区分の所定点数は，特に規定する場合を除き，片側の器官の処置料に係る点数とする。
b．100平方センチメートル未満の皮膚科軟膏処置の費用は薬剤料も含めて，基本診療料に含まれるものとし，別に算定することはできない。
c．矯正固定と消炎鎮痛等処置を併せて行った場合は，主たるものいずれかの所定点数のみにより算定する。
d．PTCD チューブの単なる交換については，ドレーン法「1　持続的吸引を行うもの」により算定する。

問19. 心身医学療法について，誤っているものを次の中から1つ選びなさい。 難易度 C

a．心身医学療法を行った場合は，その要点を診療録に記載する。
b．20歳未満の患者に対して，必要に応じて児童相談所等と連携し，保護者等へ適切な指導を行った上で心身医学療法を行った場合は，所定点数に所定点数の100分の100に相当する点数を加算する。
c．心身医学療法を算定する場合にあっては，診療報酬明細書の傷病名欄において，心身症による当該身体的傷病の傷病名の次に「(心身症)」と記載する。
d．心身医学療法における診療時間とは，医師自らが患者に対して行う問診，理学的所見（視診，聴診，打診及び触診）及び当該心身医学療法に要する時間をいい，これら以外の診療に要する時間は含まない。

問20. 2歳児に神経学的検査を行った場合の検査項目の点数を次の中から1つ選びなさい。 難易度 A

a．　680点
b．　850点
c．1,030点
d．1,156点

＜実技問題＞（令和６年６月現在に準じて作成）

問１．（外来）次の条件で，診療録から診療報酬明細書を作成しなさい。 難易度Ｂ

※医療情報取得加算については算定しない。

【施設の概要等】
- 一般病院，一般病床のみ180床
- 標榜診療科：内科，外科，整形外科，皮膚科，脳神経外科，小児科，麻酔科，放射線科

【届出等の状況】
（届け出ている施設基準等）
- ニコチン依存症管理料，検体検査管理加算（Ⅰ）及び（Ⅱ），画像診断管理加算2，マルチスライスCT（64列以上，その他の場合），MRI（3テスラ以上，その他の場合）

【診療時間】
月曜～金曜　9時～17時
土曜　9時～12時
日・祝日　休診

【その他】
- 検査はすべて院内で実施したものとする。

診療録

公費負担者番号		保険者番号	0 1 1 3 0 0 1 2
公費負担医療の受給者番号		記号・番号	2500 ・ 858 （枝番）
		有効期限	令和　年　月　日
受診者 氏名	中村　治樹	保険者 所在地	
生年月日	明・大・(昭)・平・令　36年　8月　1日　(男)・女	保険者 名称	
住所		資格取得年月日	平成　5年　5月　1日
職業	被保険者との続柄　本人	被保険者名	中村　治樹

	傷病名	職務	開始	終了	転帰	期間満了予定日
1	急性腰痛症	上・外	令和4年10月25日	年　月　日	治癒・死亡・中止	年　月　日
2	坐骨神経痛の疑い	上・外	令和4年11月5日	令和4年11月5日	治癒・死亡・(中止)	年　月　日
3	気管支喘息（主）	上・下	令和4年11月22日	年　月　日	治癒・死亡・中止	年　月　日

既往症・原因・主要症状・経過等	処方・手術・処置等
先月25日，急性腰痛にて来院。現在コルセット及び湿布薬にて治療継続中。	
4.11.5（土）　（整形外科）	4.11.5
S 腰の調子は良くなってきたが，腰からお尻にかけてまだしびれるような感覚がある。 O「坐骨神経痛」を疑い，患者から了承を得て，CT撮影を行う。 A CT診断の結果，異常はみられなかった。腰をかばっての結果と思われる。 P 年齢とともに，少しずつ筋肉量も減ってきているため，軽い運動を促す。 担当医：相川	骨盤～股関節CT （64列マルチスライス型，電子画像管理） Rp）院外処方 ロキソプロフェンNaテープ100mg 14枚 （1日2枚7日分）
4.11.22（火）　（内科）	4.11.22
S 昨晩より，ゼーゼーと息苦しい。	・尿一般検査，尿沈渣（フローサイトメトリー法）

年に数回同じ症状が出現していたが，暫く経てば自然と治っていたため放置していた。昨晩は辛くて殆ど眠れなかった。 O フローボリュームカーブによる曲線の結果，喘息様の変化が確認できる。 本日行った検体検査の結果を文書にて情報提供し説明。 A「気管支喘息」と診断 P 喘息発作のメカニズムについて説明し 生活上の注意点等について指導。 次回，アレルギー検査を行う。 12月3日 10:00　予約 担当医：伊藤	・末梢血液一般，好酸球数 ・フローボリュームカーブ ・吸入 インタール吸入液 1%4mL ベネトリン吸入液 0.5%1mL Rp）院外処方 テオフィリン徐放錠 100mg 2錠 ピレチア錠 5mg 2錠 （朝，夕食後）14日分

（注）この診療録は試験問題用に作成したものである。

問２．（入院）次の条件で，診療録から診療報酬明細書を作成しなさい。 **難易度B**

※医療情報取得加算については算定しない。

【施設の概要等】
・DPC 対象外の一般病院・救急指定病院，一般病床のみ 300 床
・標榜診療科：内科，外科，整形外科，眼科，耳鼻咽喉科，皮膚科，泌尿器科，脳神経外科，麻酔科，放射線科，リハビリテーション科，病理診断科

【届出等の状況】
（届出ている施設基準等）
・急性期一般入院料 4，救急医療管理加算，診療録管理体制加算 1，医師事務作業補助体制加算 1（25 対 1），急性期看護補助体制加算（25 対 1）（看護補助者 5 割以上），看護職員夜間 12 対 1 配置加算 2，療養環境加算，医療安全対策加算 1，感染対策向上加算 1，データ提出加算 1，入院時食事療養（Ⅰ），食堂加算，薬剤管理指導料，麻酔管理料（Ⅰ），検体検査管理加算（Ⅱ），画像診断管理加算 2，CT 撮影（64 列以上のマルチスライス型の機器，その他の場合），MRI 撮影（3 テスラ以上の機器，その他の場合）
（届出は要さないが施設基準等を満たしている状況）
・臨床研修病院入院診療加算（協力型）
・腹腔鏡下食道アカラシア形成手術

【所在地】
・神奈川県横浜市（2 級地）

【診療時間】
月曜～金曜　9 時～17 時
土曜　9 時～12 時
日曜・祝日　休診

【その他】
・医師数は医療法標準を満たしているが，標準を超えてはいない。
・薬剤師数及び看護職員（看護師及び准看護師）数は医療法標準を満たしており，常勤の薬剤師，管理栄養士及び理学療法士も配置している。
・検査はすべて院内で実施したものとする。

診療録

公費負担者番号									保険者番号	0	6	1	3	3	6	0	7
公費負担医療の受給者番号									記号・番号	3224 ・ 548 （枝番）							

受診者					
氏名	中井　葵				
生年月日	明・大・㊥昭・平・令	59 年 6 月 20 日	男・女（女に○）		
住所					
職業		被保険者との続柄	本人		

項目	内容
有効期限	令和　年　月　日
保険者 所在地	（省　略）
保険者 名称	
資格取得年月日	平成 25 年 4 月 1 日
被保険者名	中井　葵

生年月日：明・大・昭（○）・平・令

	傷病名	職務	開始	終了	転帰	期間満了予定日
1	（主）食道アカラシア	上・外	令和４年 10 月 15 日	年 月 日	治癒・死亡・中止	年 月 日

既往症・原因・主要症状・経過等	処方・手術・処置等
以前から食べ物が飲み込みにくく，つかえた感じがしていた。 先月，遅い夕食後夜寝ていたら食べたものが逆流し嘔吐。 胸と背中の痛みも出現し先月15日に当科外来を受診。 画像等の結果「食道アカラシア」と診断。	（診療等内容を一部省略している）
4.11.9（水） 本日，腹腔鏡下食道アカラシア形成手術目的で入院。 KT 36.4℃ BP110/70mmHg 脈拍 60/分 ・担当看護師等と共同で入院診療計画等を本人及び家族に説明し文書交付，併せて手術同意書を受け取る。 ・薬剤師から術後の投薬及び注射に関し，薬学的管理指導を行う。 ・研修医に指導を行う（内容等は記載省略）。 ・本日昼食は５分粥，夕食は禁食。 水分を十分摂取すること。 （外科　桜木 / 薬剤師　鍋田） ・麻酔前回診は特に問題なし。　（麻酔科　朝田） ・X–P 所見（放射線科医レポート） 拡張度分類Ⅱ度（4cm），拡張型分類は直線型（St型）。 他，省略　（放射線科　秋田）	4.11.9 ・食道内圧測定検査 ・胸部 X–P　１方向デジタル（電子画像管理） ・上部消化管 X–P 造影デジタル 12 回（電子画像管理） バリトップゾル 150　300mL ガスコンドロップ内用液 2%5mL ※外来にて入院時の検体検査は全て施行済み。
4.11.10（木） 本日禁食 術前処置　浣腸実施 手術室へ入室（8:55） 麻酔科標榜医による麻酔管理のもと， 腹腔鏡下食道アカラシア形成手術施行。 問題なく終了。 腹腔にドレーン留置。ドレーン滲出液血性，少量。 手術中の様子，状態を家族に説明。 （外科　桜木 / 麻酔科　朝田）	4.11.10 グリセリン浣腸「オヲタ」60　50%60mL1 個 間歇的空気圧迫装置 腹腔鏡下食道アカラシア形成手術 超音波凝固切開装置使用 閉鎖循環式全身麻酔（9:15 ～ 11:30） （麻酔が困難な患者以外） 酸素（液化酸素 CE）310L 亜酸化窒素 400g セボフルラン吸入麻酔液「マイラン」30mL フェンタニル注射液 0.1mg「テルモ」 0.005%2mL2 管

	セフメタゾールナトリウム点滴静注用バッグ 1gNP(生食 100mL 付)1 キット アルチバ静注用 2mg 3 瓶 ポピラール消毒液 10%10mL(消毒用殺菌剤) 経皮的動脈血酸素飽和度監視 呼吸心拍監視 終末呼気炭酸ガス濃度監視 膀胱留置用ディスポーザブルカテーテル 2 管一般(Ⅱ)標準型　1 本 吸引留置カテーテル受動吸引型 (フィルム・チューブドレーン / フィルム型)　1 本
4.11.11(金) 本日禁食 麻酔後回診は問題なし。状態は良好。 (麻酔科　朝田) 術後の経過も順調。創部も異常なし。　(外科　桜木)	4.11.11 ・ドレーン法(その他) ・術後創傷処置(100cm^2 未満) ポピラール消毒液 10%10mL ・点滴注射 フルクトラクト注 500m L2 袋 セフメタゾールナトリウム点滴静注用バッグ 1gNP(生食 100mL 付)2 キット

～ 以 下 省 略 ～

(注)この診療録は試験問題用に作成したものである。

薬価基準抜粋

(2022 年 4 月現在の薬価)

薬品名	規格・単位	薬価
・内用薬		
ガスコンドロップ内用液 2%	2%1mL	3.50 円
【般】テオフィリン徐放錠 100mg	100mg 1 錠	5.70 円
バリトップゾル 150	150%10mL	27.20 円
ピレチア錠(5mg)	5mg 1 錠	5.70 円
・注射薬		
アルチバ静注用 2mg	2mg 1 瓶	1,907.00 円
セフメタゾールナトリウム点滴静注用バッグ 1gNP	1g1 キット(生理食塩液 100mL 付)	579.00 円
フェンタニル注射液 0.1mg「テルモ」	0.005%2mL 1 管	181.00 円
フルクトラクト注	500mL 1 袋	185.00 円
・外用薬		
亜酸化窒素	1g	2.70 円
インタール吸入液 1%	1%2mL 1 管	36.30 円
グリセリン浣腸「オヲタ」60	50%60mL 1 個	107.70 円
セボフルラン吸入麻酔液「マイラン」	1mL	31.40 円
ベネトリン吸入液 0.5%	0.5%1mL	19.80 円
ポピラール消毒液 10%	10%10mL	10.90 円
【般】ロキソプロフェン Na テープ 100mg	10cm×14cm 1 枚	17.10 円
・特定保険医療材料・酸素価格		
液化酸素 CE	1L	0.19 円
吸引留置カテーテル受動吸引型(フィルム・チューブドレーン / フィルム型)	1 本	264.00 円
膀胱留置用ディスポーザブルカテーテル 2 管一般(Ⅱ)標準型	1 本	561.00 円

※薬品名欄の【般】の医薬品は一般名処方医薬品。

医科２級医療事務実務能力認定試験　実技問題問１　解答用紙

受験番号		試験会場		氏名	

診療報酬明細書
（医科入院外）

令和　年　月分　都道府県番号　医療機関コード

1 医科　1 社・国　2 公費　3 後期　1 単独　2 ２併　3 ３併　2 本外　4 六外　6 家外　8 高外一　0 高外７

公費負担者番号①　公費負担医療の受給者番号①
公費負担者番号②　公費負担医療の受給者番号②

保険者番号　給付割合 10 9 8 7 （ ）

被保険者証・被保険者手帳等の記号・番号　（枝番）

氏名　1男 2女 1明 2大 3昭 4平 5令 . . 生

職務上の事由　1 職務上　2 下船後３月以内　3 通勤災害

特記事項

保険医療機関の所在地及び名称　（ 床）

傷病名 (1) (2) (3)

診療開始日 (1) 年 月 日 (2) 年 月 日 (3) 年 月 日

転帰 治ゆ 死亡 中止

診療実日数 保険 日 公費① 日 公費② 日

区分	項目			公費分点数
11 初診	時間外・休日・深夜	回	点	
12 再診	再診	×	回	
	外来管理加算	×	回	
	時間外	×	回	
	休日	×	回	
	深夜	×	回	
13 医学管理				
14 在宅	往診		回	
	夜間		回	
	深夜・緊急		回	
	在宅患者訪問診療			
	その他			
	薬剤			
20 投薬	21 内服 薬剤		単位	
	21 内服 調剤	×	回	
	22 屯服 薬剤		単位	
	23 外用 薬剤		単位	
	23 外用 調剤	×	回	
	25 処方	×	回	
	26 麻毒		回	
	27 調基			
30 注射	31 皮下筋肉内		回	
	32 静脈内		回	
	33 その他		回	
40 処置			回	
	薬剤			
50 手術・麻酔			回	
	薬剤			
60 検査・病理			回	
	薬剤			
70 画像診断			回	
	薬剤			
80 その他	処方箋		回	
	薬剤			

	請求	※決定	一部負担金額
保険	点	点	円　減額 割(円)免除・支払猶予
公費①	点	点	円
公費②	点	点	円

※高額療養費　円　※公費負担点数　点　※公費負担点数　点

医科２級医療事務実務能力認定試験　実技問題問２　解答用紙

受験番号		試験会場		氏名	

診療報酬明細書
（医科入院）

令和　　年　　月分

都道府県番号　医療機関コード

1 医科	1 社・国 2 公費	3 後期	1 単独 2 2併 3 3併	1 本入 3 六入 5 家入	7 高入一 9 高入7

公費負担者番号①		公費負担医療の受給者番号①		保険者番号	給付割合 10 9 8 7 ( )
公費負担者番号②		公費負担医療の受給者番号②		被保険者証・被保険者手帳等の記号・番号	（枝番）

区分	精神　結核　療養	特記事項
氏名	1男 2女 1明 2大 3昭 4平 5令　.　.　生	
職務上の事由	1 職務上 2 下船後３月以内 3 通勤災害	

保険医療機関の所在地及び名称

傷病名	診療開始日	転帰	診療実日数
(1)	(1) 年 月 日	治ゆ	保険 日
(2)	(2) 年 月 日	死亡	公費① 日
(3)	(3) 年 月 日	中止	公費② 日

区分	項目		公費分点数
11 初診	時間外・休日・深夜	回 点	
13 医学管理			
14 在宅			
20 投薬	21 内服	単位	
	22 屯服	単位	
	23 外用	単位	
	24 調剤	日	
	26 麻毒	日	
	27 調基		
30 注射	31 皮下筋肉内	回	
	32 静脈内	回	
	33 その他	回	
40 処置		回	
	薬剤		
50 手術麻酔		回	
	薬剤		
60 検査病理		回	
	薬剤		
70 画像診断		回	
	薬剤		
80 その他			
	薬剤		
90 入院	入院年月日	年 月 日	
	病 診 90 入院基本料・加算	点	
	×	日間	
	×	日間	
	×	日間	
	×	日間	
	×	日間	
	92 特定入院料・その他		

※高額療養費		円	※公費負担点数	点
97 食事・生活	基準	円× 回	※公費負担点数	点
	特別	円× 回	基準(生)	円 × 回
	食堂	円× 日	特別(生)	円 × 回
	環境	円× 日	減・免・猶・Ⅰ・Ⅱ・3月超	

療養の給付	請求 点	※決定 点	負担金額 円
保険			減額 割(円)免除・支払猶予
公費①	点	※ 点	円
公費②	点	※ 点	円

食事・生活療養	回	請求 円	※決定 円	(標準負担額) 円
保険	回	円	※ 円	円
公費①	回	円	※ 円	円
公費②	回	円	※ 円	円

医科2級医療事務実務能力認定試験

➡解答・解説はp. 103

＜学科問題＞

医療関連法規に関する知識

問1．健康保険について，誤っているものを次の中から1つ選びなさい。 難易度C

a．適用事業所に使用される者は健康保険法の「被保険者」に該当する。
b．任意継続被保険者は健康保険法の「被保険者」に該当する。
c．生活保護受給者は国民健康保険の「被保険者」に該当する。
d．健康保険に加入し，病気やけがなどをしたとき必要な給付を受けることができる者のことを「被保険者」という。

問2．健康保険法について，正しいものを次の中から1つ選びなさい。 難易度C

a．被保険者または被扶養者が死亡したときは，埋葬を行った家族に3万円の「埋葬料」が支給される。
b．被保険者または被扶養者が死亡したときは，埋葬を行った家族に5万円の「埋葬料」が支給される。
c．被保険者または被扶養者が死亡したときは，埋葬を行った家族に8万円の「埋葬料」が支給される。
d．被保険者または被扶養者が死亡したときは，埋葬を行った家族に10万円の「埋葬料」が支給される。

問3．健康保険法について，正しいものを次の中から1つ選びなさい。 難易度C

a．保険医療機関は療養の給付に関し，厚生労働大臣の指導を受けなければならない。
b．保険医療機関は療養の給付に関し，国保連合会の指導を受けなければならない。
c．保険医療機関は療養の給付に関し，審査支払機関の指導を受けなければならない。
d．保険医療機関は療養の給付に関し，都道府県知事の指導を受けなければならない。

問4．療養担当規則について，正しいものを次の中から1つ選びなさい。 難易度C

a．保険医療機関は，患者から支払を受けるときは，領収証を無償で交付するが，個別の費用ごとに区分したものである必要はない。
b．保険医療機関は，患者から支払を受けるときは，正当な理由がない限り，個別の費用ごとに区分して記載した領収証を無償で交付しなければならない。
c．保険医療機関は，患者から支払を受けるときは，患者から求められた場合にのみ領収証を交付すればよい。
d．保険医療機関は，患者から支払を受けるときは，個別の費用ごとに区分して記載した領収証を有償で交付する。

問5．療養担当規則について，誤っているものを次の中から1つ選びなさい。 難易度C

a．保険医療機関は，患者が家庭事情等のため退院が困難であると認められた場合には，全国健康保険協会又は当該健康保険組合に通知しなければならない。
b．保険医療機関は，患者が闘争，泥酔又は著しい不行跡によって事故をおこしたと認められた場合には，全国健康保険協会又は当該健康保険組合に通知しなければならない。
c．保険医療機関は，患者が他の保険医療機関を受診したいと申し出があった場合には，全国健康保険協会又は当該健康保険組合に通知しなければならない。
d．保険医療機関は，患者が詐欺その他不正な行為により，療養の給付を受け，又は受けようとした場合には，全国健康保険協会又は当該健康保険組合に通知しなければならない。

問6．保険外併用療養費制度の「選定療養」に該当するものを，次の中から1つ選びなさい。 難易度C

a．制限回数を超える医療行為
b．適応外の医療機器の使用
c．医薬品の治験に係る診療
d．薬事法承認後で保険収載前の医薬品の使用

問7．入院時食事療養費について，誤っているものを次の中から1つ選びなさい。 難易度C

a．食事の提供に関する業務は，保険医療機関の最終的責任の下で第三者に委託することができる。
b．当該保険医療機関における療養の実態，当該地域における日常の生活サイクル，患者の希望等を総合的に勘案し，適切な時刻に食事提供が行われていることが必要である。
c．実際に患者に食事を提供した場合は，1日単位として算定する。
d．食事は医療の一環として提供されるべきものであり，それぞれ患者の病状に応じて必要とする栄養量が与えられ，食事の質の向上と患者サービスの改善をめざして行われるべきものである。

問8．公費負担医療制度と給付名の組み合わせについて，正しいものを次の中から1つ選びなさい。 難易度C

a．児童福祉法の医療給付名には「養育医療」がある。
b．感染症法の医療給付名には「特定医療費」がある。
c．生活保護法の医療給付名は「医療扶助」である。
d．障害者総合支援法の医療給付名は「措置入院」である。

問９．医療法について，誤っているものを次の中から１つ選びなさい。 難易度C

ａ．原則として200床以上の入院施設を有することが地域医療支援病院の要件のひとつである。
ｂ．都道府県知事の承認を得て地域医療支援病院と称することができる。
ｃ．他の医療機関からの紹介患者数の比率が80％以上（承認初年度は60％以上）であることが地域医療支援病院の要件のひとつである。
ｄ．高度の医療を提供する能力を有することが地域医療支援病院の要件のひとつである。

問10．介護保険法について，誤っているものを次の中から１つ選びなさい。 難易度C

ａ．要介護者が介護サービスを利用した場合，利用者の負担割合はすべて１割である。
ｂ．介護保険法で定める特定疾病は，16種類ある。
ｃ．要介護状態にある65歳以上の人は「要介護者」に該当する。
ｄ．特定疾病に該当する要介護の認定を受けた40～64歳までの人は「要介護者」に該当する。

診療報酬請求に関する知識

問11．初診料について，正しいものを次の中から１つ選びなさい。 難易度B

ａ．自他覚的症状がなく健康診断を目的とする受診により疾患が発見された患者について，当該保険医が，特に治療の必要性を認め治療を開始した場合には，初診料を算定できる。
ｂ．土曜日の午前９時から午後４時までを診療時間内とする施設基準を満たす診療所において，土曜日の午前11時に初診を行った場合は，夜間・早朝等加算として50点を所定点数に加算する。
ｃ．患者が異和を訴え診療を求めた場合，診断の結果，特に疾患が発見できなかった場合にあっては初診料は算定できない。
ｄ．１傷病の診療継続中に他の傷病が発生して初診を行った場合は例外を除き，それらの傷病に係る初診料は，併せて１回とし，第１回の初診のときに算定する。

問12．再診料について，正しいものを次の中から１つ選びなさい。 難易度B

ａ．明細書の発行等につき別に厚生労働大臣が定める施設基準に適合しているものとして地方厚生局長等に届け出た保険医療機関（病院に限る）を受診した患者については，明細書発行体制等加算として，１点を所定点数に加算する。
ｂ．再診料は，診療所又は一般病床の病床数が100床未満の病院において，再診の都度（同一日において２以上の再診があってもその都度）算定できる。
ｃ．２以上の傷病について同時に再診を行った場合の再診料は例外を除き，当該１日につき１回に限り算定する。
ｄ．往診料を算定した場合にも，再診料は算定できるが，外来管理加算は算定できない。

問13. 入院料について，正しいものを次の中から１つ選びなさい。 難易度C

ａ．寝具類は常時清潔な状態で確保されていなければならず，週２回以上のシーツ類の交換がなされていない場合には，入院基本料，特定入院料，短期滞在手術等基本料は算定できない。
ｂ．１傷病により入院した患者が退院後，一旦治癒しその後再発して当該保険医療機関に入院した場合には，新たな入院日を起算日とする。
ｃ．眼科，耳鼻科等において手術を行い，同一の日に単なる覚醒，休養等の目的で入院及び退院した場合であっても，入院基本料又は特定入院料を算定できる。
ｄ．保険医療機関は，患者の入院に際し，患者又はその家族等に対して当該患者の過去６か月以内の入院の有無を確認する。

問14. 超急性期脳卒中加算について，誤っているものを次の中から１つ選びなさい。 難易度B

ａ．超急性期脳卒中加算は脳梗塞と診断された患者でなければ算定できない。
ｂ．発症後4.5時間以内に組織プラスミノーゲン活性化因子を投与されたものに対して，入院治療を行った場合に算定できる。
ｃ．投与を行う保険医は日本脳卒中学会等の関係学会が行う脳梗塞t-PA適正使用に係る講習会を受講していること。
ｄ．組織プラスミノーゲン活性化因子の投与に当たっては，必要に応じて，看護師，診療放射線技師又は臨床検査技師と連携を図ること。

問15. 外来栄養食事指導料の特別食に該当しないものを，次の中から１つ選びなさい。 難易度B

ａ．高血圧症の患者に対する塩分の総量が6gの減塩食
ｂ．クローン病及び潰瘍性大腸炎等により腸管の機能が低下している患者に対する低残渣食
ｃ．高度肥満症（肥満度が＋40%以上又はBMIが30以上）の患者に対する治療食
ｄ．検査の結果，食物アレルギーを持つことが明らかな16歳未満の小児に対する小児食物アレルギー食

問16. 在宅患者訪問診療料（Ⅰ）について，正しいものを次の中から１つ選びなさい。 難易度B

ａ．在宅患者訪問診療料２は，算定要件を満たし，計画的な医学管理の下に訪問して診療を行った場合に算定できるが，初診料・再診料・外来診療料又は往診料は，算定しない。
ｂ．訪問診療に要した交通費は，患家の負担とし診療報酬にて算定する。
ｃ．保険医療機関の保険医が，同一建物に居住する当該患者１人のみに対し訪問診療を行う場合は，「同一建物居住者の場合」の所定点数を算定する。
ｄ．定期的・計画的な訪問診療を行っている期間における緊急の場合の往診の費用の算定については，在宅患者訪問診療料（Ⅰ）に併せて往診料及び再診料又は外来診療料を算定する。

問17. 注射実施料について，誤っているものを次の中から１つ選びなさい。 難易度C

ａ．動脈注射「2その他の場合」とは，頸動脈，鎖骨下動脈，股動脈，上腕動脈等に対して動脈注射を行う場合をいう。
ｂ．カフ型緊急時ブラッドアクセス用留置カテーテルの挿入に伴う検査及び画像診断の費用は，所定点数に含まれず別に算定できる。
ｃ．関節腔内注射を検査，処置を目的とする穿刺と同時に実施した場合は，当該検査もしくは処置又は関節腔内注射のいずれかの所定点数を算定する。
ｄ．植込型カテーテルにより中心静脈栄養を行った場合は，植込型カテーテルによる中心静脈注射により算定する。

問18. 呼吸心拍監視について，誤っているものを次の中から１つ選びなさい。 難易度B

ａ．人工呼吸を同一日に行った場合は，呼吸心拍監視に係る費用は人工呼吸の所定点数に含まれる。
ｂ．同一の患者につき，マスク又は気管内挿管による閉鎖循環式全身麻酔と同一日に行われた場合の呼吸心拍監視の費用は，当該麻酔の費用に含まれる。
ｃ．呼吸心拍監視装置等の装着を中止した後30日以内に再装着が必要となった場合の日数の起算日は，最初に呼吸心拍監視を算定した日とする。
ｄ．診療報酬明細書の摘要欄に呼吸心拍監視の装着開始日を記載する。

問19. 心大血管疾患リハビリテーション料について，正しいものを次の中から１つ選びなさい。 難易度B

ａ．所定点数には，同一日に行われる心電図検査，負荷心電図検査及び呼吸心拍監視，新生児心拍・呼吸監視，カルジオスコープ（ハートスコープ），カルジオタコスコープの費用が含まれる。
ｂ．早期リハビリテーション加算について，治療開始日から起算した場合は30日を限度として，１日につき25点を所定点数に加算する。
ｃ．入院中の患者については，当該療法を担当する医師の１人当たりの患者数は，１回５人程度とする。
ｄ．訓練室以外の病棟等（ベッドサイドを含む。）で実施した場合においては算定することができない。

問20. 以下の要件で３歳児に人工呼吸器を装着した場合の処置料と酸素代の合計点数を次の中から１つ選びなさい。 難易度A

8/1（入院初日）の20：00から8/2の22：10まで人工呼吸器装着。
使用した酸素（2L/分）酸素代1L＝0.19円

ａ．682点
ｂ．1,312点
ｃ．1,680点
ｄ．1,978点

＜実技問題＞（令和６年６月現在に準じて作成）

問１．（外来）次の条件で，診療録から診療報酬明細書を作成しなさい。 **難易度Ｂ**

※医療情報取得加算については算定しない。

【施設の概要等】
- 医科の無床診療所
- 標榜診療科：内科，皮膚科，泌尿器科，耳鼻咽喉科

【届出等の状況】
（届け出ている施設基準等）
- 外来感染対策向上加算
- 連携強化加算
- サーベイランス強化加算
- ニコチン依存症管理料
- 検体検査管理加算（Ⅰ）

（届出は要さないが施設基準等を満たしている状況）
- 夜間・早朝等加算
- 明細書発行体制等加算

【診療時間】

月曜日～金曜日	10時～19時
土曜日	10時～15時
日曜日・祝日	休診

【その他】
- 常勤の薬剤師１名配置
- 検査はすべて院内で実施したものとする。

診　療　録

公費負担者番号	
公費負担医療の受給者番号	

保険者番号	0	1	1	3	0	0	1	2

記号・番号	5488329 ・ 268 （枝番）01
有効期限	令和　年　月　日
保険者 所在地	
保険者 名称	
資格取得年月日	平成 25 年 3 月 12 日
被保険者名	筒井　徳介

受診者			
氏名	筒井　みのり		
生年月日	明・大・昭・(平)・令 25 年 3 月 12 日	男・(女)	
住所			
職業		被保険者との続柄	長女

	傷病名	職務	開始	終了	転帰	期間満了予定日
1	滲出性中耳炎（右側）（主）	上・外	令和５年 11 月 20 日	年 月 日	治癒・死亡・中止	年 月 日

既往症・原因・主要症状・経過等	処方・手術・処置等
5.11.20（月）18:30 BP110/80mmHg，P90/分　体温 37.8℃ S　1カ月前より右耳の奥に強い痛みと閉塞感を感じる。 　耳の中に水が溜まっている感じがある。 O　微熱あり。全身倦怠感あり。 　標準純音聴力検査及び内視鏡検査を行う。 A　検査の結果「滲出性中耳炎」と診断 　本日，耳用抗生物質を処方 P　24日（金）10:00 予約 　次回，切開を行う。 （耳鼻咽喉科：村上）	5.11.20 ・標準純音聴力検査 ・耳漏−細菌顕微鏡及び細菌培養同定検査 ・中耳ファイバースコピー ・カテーテルによる耳管通気法 Rp）（院外処方） 　クロロマイセチン耳科用液 0.5%5mg15mL 　（1日2回）

5.11.24（金） BP110/80mmHg，P88/分　体温 37.4℃ S　倦怠感あり。少しは良くなってきた気もするが 　まだ，痛みも閉塞感も続いている。 O　鼓膜麻酔後，鼓膜切開刀にて切開を行う。 A　手術は問題なく終了 P　日常生活及び薬剤の使用方法について 　注意点等を指導。 ※ポピラール消毒液 10% は，外皮用殺菌剤 （耳鼻咽喉科：村上）	5.11.24 ・右耳 X–P デジタル撮影１回（電子画像管理） ・鼓膜切開術（右側）イオントフォレーゼ 　キシロカイン液 4%　3mL 　ポピラール消毒液 10%　3mL Rp）（院外処方） 　タリビッド耳科用液 0.3%　3mg　5mL　２本 （１日４～５滴）
5.11.27（月） BP110/80mmHg，P88/分　体温 36.4℃ S　痛みも閉塞感もなくなった。多少の違和感あり A　平熱に戻った。 　切開孔は問題なくふさがっている。 P　しばらくは，薬の注入を続けること。 （耳鼻咽喉科：村上）	5.11.27 ・耳処置 　タリビッド耳科用液 0.3%　3mg　0.5mL 　ポピラール消毒液 10%　0.5mL

（注）この診療録は試験問題用に作成したものである。

問２．（入院）次の条件で，診療録から診療報酬明細書を作成しなさい。 **難易度Ｂ**

※医療情報取得加算については算定しない。

【施設の概要等】
- DPC 対象外の一般病院・救急指定病院・一般病床のみ 220 床
- 標榜診療科：内科，外科，整形外科，耳鼻咽喉科，皮膚科，泌尿器科，麻酔科，放射線科，リハビリテーション科，病理診断科

【届出等の状況】
（届出ている施設基準等）
- 急性期一般入院料４，救急医療管理加算，診療録管理体制加算２，医師事務作業補助体制加算１（75 対１），急性期看護補助体制加算（25 対１）（看護補助者５割以上），療養環境加算，医療安全対策加算１，感染対策向上加算２，連携強化加算，サーベイランス強化加算，データ提出加算１，入院時食事療養（Ⅰ），食堂加算，薬剤管理指導料，麻酔管理料（Ⅰ），検体検査管理加算（Ⅱ），画像診断管理加算２，CT 撮影（64 列以上のマルチスライス型の機器，その他の場合），MRI 撮影（３テスラ以上の機器，その他の場合）

（届出は要さないが施設基準等を満たしている状況）
- 臨床研修病院入院診療加算（協力型）

【所在地】
- 神奈川県鎌倉市（３級地）

【診療時間】

月曜日～金曜日　9時00分～17時00分

土曜日　9時00分～12時00分

日曜日・祝日　休診

【その他】

・医師数は医療法標準を満たしているが，標準を超えてはいない。

・薬剤師数及び看護職員（看護師及び准看護師）数は医療法標準を満たしており，常勤の薬剤師，管理栄養士及び理学療法士も配置している。

・検査はすべて院内で実施したものとする。

診　療　録

公費負担者番号		保険者番号	0 6 1 3 8 7 0 0
公費負担医療の受給者番号		記号・番号	12659845 ・ 313 （枝番）00
		有効期限	令和　年　月　日

受診者	氏名	若林　将太		
	生年月日	明・大・昭・(平)・令　2年　8月　20日	(男)・女	
	住所			
	職業		被保険者との続柄	本人

保険者	所在地	
	名称	
資格取得年月日		平成　25年　4月　1日
被保険者名		若林　将太

	傷病名	職務	開始	終了	転帰	期間満了予定日
1	虫垂穿孔性急性腹膜炎（主）	上・外	令和5年 11月 29日	年 月 日	治癒・死亡・中止	年 月 日

既往症・原因・主要症状・経過等	処方・手術・処置等
5.11.29(水) 9:30 緊急来院 1月ほど前から腹部全体にチクチクするような痛みを時おり感じていた。 右下腹部の激しい痛みにより歩くこともできなくなり本日，救急車にて緊急来院。 KT 38.0℃　脈拍 85/分　SpO_2 96% 嘔気（＋＋） 超音波検査の結果「虫垂穿孔性急性腹膜炎」と診断 緊急手術を行う。 ※救急医療管理加算1　の対象 手術，麻酔，輸血同意書を受領。 11:10 手術室入室 11:15 麻酔科医による麻酔開始 手術は滞りなく終了。 ・本日禁食 ・研修医に指導を行う（指導内容省略） （外科：黒田）	5.11.29 緊急院内画像診断 腹部X-Pデジタル2回撮影（電子画像管理） MRI撮影（腹部）3テスラ以上（電子画像管理） 緊急院内検査 超音波検査（断層撮影法）（腹部）消化器領域 末梢血液一般，像（鏡検法） AST，ALT，クレアチニン，TP，BUN Alb（BCP改良法・BCG法），ALP，LD K，蛋白分画 ABO・Rh，CRP HBs抗原定性・半定量，HCV抗体定性・定量 下腿弾性ストッキング 麻酔　（11:15 ～ 13:00） 閉鎖循環式全身麻酔（その他） 酸素（液化酸素CE）290L 亜酸化窒素 210g セボフルラン吸入麻酔液「VTRS」30mL キシロカインゼリー 2%5mL アトロピン硫酸塩注 0.5mg「タナベ」0.05% 1mL1管 セファメジンα点滴用キット 1g（生理食塩液100mL付） 1キット ポビドンヨード外用液 10%「オオサキ」80mL

	（消毒用殺菌剤） 手術　（11:20 開始） 急性汎発性腹膜炎手術 膀胱留置用ディスポーザブルカテーテル ２管一般（Ⅱ）標準型１本 吸引留置カテーテル受動吸引型 （フィルム・チューブドレーン/フィルム型）１本
5.11.30（木） 麻酔後回診。経過は順調な様子 麻酔後の問題も認められない。 （麻酔科：斎藤） 担当看護師等と共同で入院診療計画及び栄養管理計画書を作成し，本人に説明し渡した。 手術後の経過は順調 （外科：黒田） ・本日禁食	5.11.30 術後創傷処置（150cm^2） ポビドンヨード外用液 10%「オオサキ」10mL ドレーン法（その他） 末梢血液一般，CRP ※試験時間の都合上，診療内容一部省略

～　以　下　省　略　～

（注）この診療録は試験問題用に作成したものである。

薬価基準抜粋

（2023 年 11 月現在の薬価）

薬品名	規格・単位	薬価
・注射薬		
アトロピン硫酸塩注 0.5mg「タナベ」	0.05%1mL1 管	95.00 円
セファメジンα点滴用キット 1g	1g1 キット（生理食塩液 100mL 付）	762.00 円
・外用薬		
亜酸化窒素	1g	2.50 円
キシロカイン液「4%」	4%1mL	11.30 円
キシロカインゼリー 2%	2%1mL	6.50 円
クロロマイセチン耳科用液 0.5%	5mg1mL	21.50 円
セボフルラン吸入麻酔液「VTRS」	1mL	29.00 円
タリビッド耳科用液 0.3%	3mg1mL	111.20 円
ポビドンヨード外用液 10%「オオサキ」	10%10mL	10.90 円
ポピラール消毒液 10%	10%10mL	13.4 円
・特定保険医療材料・酸素価格		
液化酸素 CE	1L	0.19 円
吸引留置カテーテル受動吸引型（フィルム・チューブドレーン/フィルム型）　１本		264.00 円
膀胱留置用ディスポーザブルカテーテル２管一般（Ⅱ）標準型　１本		561.00 円

医科２級医療事務実務能力認定試験　実技問題問１　解答用紙

受験番号		試験会場		氏名	

診療報酬明細書
（医科入院外）
令和　　年　　月分

都道府県番号　医療機関コード

1 医科	1 社・国 2 公費	3 後期	1 単独 2 ２併 3 ３併	2 本外 4 六外 6 家外	8 高外一 0 高外

保険者番号　　給付割合 10 9 8 7（　）

公費負担者番号①　公費負担医療の受給者番号①
公費負担者番号②　公費負担医療の受給者番号②

被保険者証・被保険者手帳等の記号・番号　（枝番）

氏名
1男 2女 1明 2大 3昭 4平 5令 . . 生

特記事項

保険医療機関の所在地及び名称　（　床）

職務上の事由　1 職務上　2 下船後３月以内　3 通勤災害

傷病名	診療開始日	転帰			診療実日数
(1)	(1) 年 月 日	治ゆ	死亡	中止	保険
(2)	(2) 年 月 日				公費①
(3)	(3) 年 月 日				公費②

区分	項目		回数	点	公費分点数
11 初診	時間外・休日・深夜		回	点	
12 再診	再診	×	回		
	外来管理加算	×	回		
	時間外	×	回		
	休日	×	回		
	深夜	×	回		
13 医学管理					
14 在宅	往診		回		
	夜間		回		
	深夜・緊急		回		
	在宅患者訪問診療				
	その他				
	薬剤				
20 投薬	21 内服 薬剤		単位		
	21 内服 調剤	×	回		
	22 屯服 薬剤		単位		
	23 外用 薬剤		単位		
	23 外用 調剤	×	回		
	25 処方	×	回		
	26 麻毒		回		
	27 調基				
30 注射	31 皮下筋肉内		回		
	32 静脈内		回		
	33 その他		回		
40 処置			回		
	薬剤				
50 手術麻酔			回		
	薬剤				
60 検査病理			回		
	薬剤				
70 画像診断			回		
	薬剤				
80 その他	処方箋		回		
	薬剤				

療養の給付	請求 点	※決定 点	一部負担金額 円	
保険			減額 割(円)免除・支払猶予	
公費①	点	※ 点	円	
公費②	点	※ 点	円	※高額療養費 円　※公費負担点数 点　※公費負担点数 点

医科２級医療事務実務能力認定試験　実技問題問２　解答用紙

受験番号		試験会場		氏名	

診療報酬明細書
（医科入院）

令和　　年　　月分

都道府県番号　医療機関コード

1 医科	1 社・国 2 公 費	3 後期	1 単独 2 ２併 3 ３併	1 本入 3 六入 5 家入	7 高入一 9 高入７

公費負担者番号①		公費負担医療の受給者番号①	
公費負担者番号②		公費負担医療の受給者番号②	

保険者番号　　給付割合 10　9　8　7（　）

被保険者証・被保険者手帳等の記号・番号　（枝番）

区分　精神　結核　療養　　特記事項

氏名　1男　2女　1明　2大　3昭　4平　5令　．　．　生

職務上の事由　1 職務上　2 下船後３月以内　3 通勤災害

保険医療機関の所在地及び名称

傷病名	診療開始日	転帰	診療実日数
(1)	(1)　年　月　日	治ゆ	保険　日
(2)	(2)　年　月　日	死亡	公費①　日
(3)	(3)　年　月　日	中止	公費②　日

区分	項目		公費分点数
11 初診	時間外・休日・深夜	回　点	
13 医学管理			
14 在宅			
20 投薬	21 内服	単位	
	22 屯服	単位	
	23 外用	単位	
	24 調剤	日	
	26 麻毒	日	
	27 調基		
30 注射	31 皮下筋肉内	回	
	32 静脈内	回	
	33 その他	回	
40 処置		回	
	薬剤		
50 手術麻酔		回	
	薬剤		
60 検査病理		回	
	薬剤		
70 画像診断		回	
	薬剤		
80 その他			
	薬剤		

90 入院	
入院年月日	年　月　日
病　診	90 入院基本料・加算　点
	×　日間
	×　日間
	×　日間
	×　日間
	×　日間
	92 特定入院料・その他

※高額療養費　円		※公費負担点数　点	
		※公費負担点数　点	
97 食事・生活	基準　円×　回	基準(生)　円×　回	
	特別　円×　回	特別(生)　円×　回	
	食堂　円×　日		
	環境　円×　日	減・免・猶・Ⅰ・Ⅱ・3月超	

療養の給付	請求　点	※決定　点	負担金額　円
保険			減額 割(円)免除・支払猶予
公費①	点	※　点	円
公費②	点	※　点	円

食事・生活療養	回	請求　円	※決定　円	(標準負担額)　円
保険	回	円	※　円	円
公費①	回	円	※　円	円
公費②	回	円	※　円	円

2 級医療秘書実務能力認定試験
問題

①	2022 年 11 月 13 日（日）	13:30〜15:10	➡解答・解説は p.112
②	2023 年 11 月 12 日（日）	13:30〜15:10	➡解答・解説は p.117

●学科問題：持ち込み不可です。
●実技問題：医科点数表，参考書，ノート等の資料，電卓の持ち込みが可能です。
● 2024 年 4 月 1 日現在の法令，2024 年 6 月現在の診療報酬に準じて解答して下さい。
●診療報酬改定に伴い一部出題内容を修正しています。

1 2022年11月実施
2級医療秘書実務能力認定試験

➡解答・解説は p. 112

＜学科問題＞

医療秘書に関する知識

問1．ホスピタリティについて，<u>不適切なもの</u>を次の中から1つ選びなさい。 **難易度C**

a．患者の求めに応じ，マニュアル通りに的確にこなすことである。
b．「思いやり」「心からのおもてなし」を提供することである。
c．感情をもつ人間だからこそできる心の触れ合うコミュニケーションである。
d．患者と医療者の関係が対等であり，相互満足があってこそ成立する。

問2．勤務中のマナーとして，<u>不適切なもの</u>を次の中から1つ選びなさい。 **難易度C**

a．コピー機の用紙が少なくなっていたら，次の人のために補充をする。
b．院内の備品を私用で使ったり，無断で持ち帰ったりしない。
c．落ち着いて仕事ができるように，周辺の整理整頓や環境整備に気を配る。
d．個人的にいやなことがあれば，周囲にあたって発散したほうが仕事の効率があがる。

問3．うつ傾向のある患者への応対として，<u>不適切なもの</u>を次の中から1つ選びなさい。 **難易度C**

a．励ましの言葉をかける。
b．ゆっくり休めるように環境を整える。
c．本人のペースを尊重し，焦らずゆっくり見守る。
d．無視せず，長時間ひとりでいることのないよう配慮する。

問4．電話で伝言を受ける際のメモする事柄について，<u>不適切なもの</u>を次の中から1つ選びなさい。 **難易度C**

a．相手の組織名・名前
b．どこからかけているか
c．用件はなにか
d．折り返しの電話が必要か

問5．障害受容過程の段階として，適切なものを次の中から1つ選びなさい。 **難易度C**

a．ショック期 → 否認期 → 混乱期 → 努力期 → 受容期
b．否認期 → ショック期 → 混乱期 → 努力期 → 受容期
c．ショック期 → 混乱期 → 否認期 → 受容期 → 努力期
d．否認期 → 混乱期 → ショック期 → 受容期 → 努力期

問６．患者から診断書を依頼されたときの返答として，適切なものを次の中から１つ選びなさい。 難易度 C

ａ．分かりました。
ｂ．了解しました。
ｃ．承知しました。
ｄ．了承しました。

問７．個人情報保護法において，医療機関が個人データを第三者に提供する際に，あらかじめ本人の同意を得る必要がある場合を，次の中から１つ選びなさい。 難易度 B

ａ．生活保護法に基づき，福祉事務所から被保護者の病状調査の回答を求められた場合。
ｂ．児童虐待事例について関係機関との情報交換をする場合。
ｃ．警察から患者の状況について照会や事情聴取があった場合。
ｄ．民間保険会社から，患者の治療結果等に関する照会があった場合。

問８．形式のわからない葬儀の不祝儀袋の表書きとして，ふさわしいものを次の中から１つ選びなさい。 難易度 B

ａ．御花料
ｂ．御香典
ｃ．御霊前
ｄ．空欄にする

問９．院内会議の通知文の作成にあたり，<u>不要な項目</u>を次の中から１つ選びなさい。 難易度 C

ａ．発信年月日
ｂ．発信者の役職および氏名
ｃ．拝啓，敬具などの頭語と結語
ｄ．担当者名（内線番号）

問10．用語の意味として，<u>不適切なもの</u>を次の中から１つ選びなさい。 難易度 B

ａ．サーベイランス　－　疾病監視
ｂ．アンビバレンス　－　両面感情
ｃ．セカンドオピニオン　－　説明と同意
ｄ．プライマリ・ケア　－　初期医療

医療関連法規に関する知識

問11. 医療法に定める「病院」として，正しいものを次の中から１つ選びなさい。 難易度C

a．「病院」とは患者を入院させるための施設を有するものをいう。
b．「病院」とは 10 人以上の患者を入院させる施設を有するものをいう。
c．「病院」とは 20 人以上の患者を入院させる施設を有するものをいう。
d．「病院」とは 100 人以上の患者を入院させる施設を有するものをいう。

問12. 被用者保険に該当しないものを，次の中から１つ選びなさい。 難易度B

a． 国家公務員共済組合
b． 船員保険
c． 全国健康保険協会管掌健康保険
d． 国民健康保険組合

問13. 任意継続被保険者について，誤っているものを次の中から１つ選びなさい。 難易度B

a． 保険料は全額自己負担である。
b． 資格喪失の日の前日まで継続して，２か月以上被保険者であった者が対象になる。
c． 一般の被用者と同様の保険給付（出産手当金，傷病手当金を含む）を受けることができる。
d． 本人の申請により 75 歳になる前の２年間に限り継続して被保険者になることができる。

問14. 公費負担医療制度と医療給付名について，誤っているものを次の中から１つ選びなさい。 難易度B

a． 生活保護法 － 適正医療
b． 障害者総合支援法 － 精神通院医療
c． 難病法 － 特定医療
d． 母子保健法 － 養育医療

問15. 保険診療を行うための二重指定制度について，正しいものを次の中から１つ選びなさい。 難易度B

a． 厚生労働大臣より保険医療機関の認定，保険医の許可を受ける。
b． 厚生労働大臣より保険医療機関の指定，保険医の登録を受ける。
c． 厚生労働大臣より保険医療機関の承認，保険医の指定を受ける。
d． 厚生労働大臣より保険医療機関の許可，保険医の承認を受ける。

問16. 処方箋の使用期間について，正しいものを次の中から１つ選びなさい（リフィル処方箋を除く）。 難易度Ｂ

a．交付の日の翌日から４日以内とされている。
b．交付の日を含めて４日以内とされている。
c．交付の日の翌日から７日以内とされている。
d．交付の日を含めて７日以内とされている。

問17. 医師法に規定される医師の業務として，誤っているものを次の中から１つ選びなさい。 難易度Ｂ

a．診療明細書の交付
b．死亡診断書の交付
c．出生証明書の交付
d．処方箋の交付

問18. 入院医療の必要性が低い長期入院患者の保険外併用療養費について，正しいものを次の中から１つ選びなさい。 難易度Ｂ

a．90日を超えて入院した場合は選定療養の対象となる。
b．120日を超えて入院した場合は選定療養の対象となる。
c．150日を超えて入院した場合は選定療養の対象となる。
d．180日を超えて入院した場合は選定療養の対象となる。

問19. 免許付与者が厚生労働大臣である医療従事者を，次の中から１つ選びなさい。 難易度Ｂ

a．栄養士
b．保健師
c．准看護師
d．診療情報管理士

問20. 介護報酬について，正しいものを次の中から１つ選びなさい。 難易度Ｂ

a．介護報酬は「点数表」により算定した点数に全国一律「1点10円」を乗じた額となる。
b．介護報酬は「点数表」により算定した点数に地域別の「1点の単価」を乗じた額となる。
c．介護報酬は「単位数表」により算定した単位数に全国一律「1単位10円」を乗じた額となる。
d．介護報酬は「単位数表」により算定した単位数に地域別の「1単位の単価」を乗じた額となる。

医学基礎に関する知識

問21. ～25.　次の解剖図で，（　　　　）の中に入る各部の名称を語群から１つずつ選びなさい。

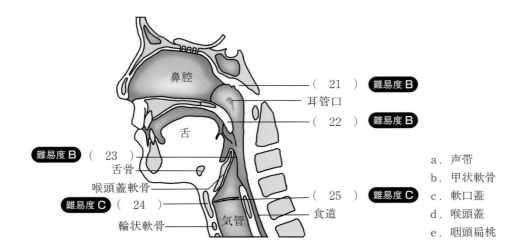

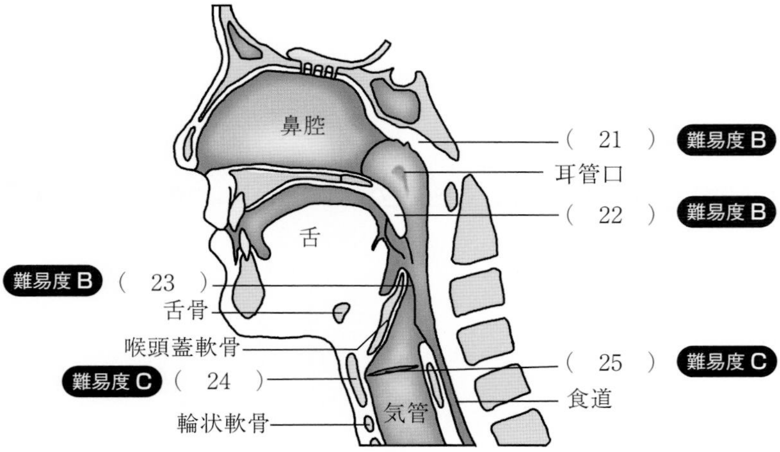

a．声帯
b．甲状軟骨
c．軟口蓋
d．喉頭蓋
e．咽頭扁桃

問26.　血液凝固検査を，次の中から１つ選びなさい。 難易度B

a．PT，APTT
b．BS，HbA1c
c．AST，ALT
d．BUN，Cre

問27.　小腸に属するものを，次の中から１つ選びなさい。 難易度C

a．十二指腸・回腸・結腸
b．結腸・空腸・直腸
c．回腸・空腸・十二指腸
d．盲腸・結腸・直腸

問28.　疾患と症状の組み合わせで，誤っているものを次の中から１つ選びなさい。 難易度B

a．貧血　　　　　　—　匙状爪
b．潰瘍性大腸炎　　—　血便
c．尿崩症　　　　　—　乏尿
d．ベーチェット病　—　口内炎

問29. 心臓の興奮刺激（刺激伝導系）の流れについて，正しいものを次の中から１つ選びなさい。 難易度B

a．房室結節 → 洞房結節 → ヒス束 → 左脚・右脚
b．洞房結節 → 房室結節 → ヒス束 → 左脚・右脚
c．ヒス束 → 房室結節 → 洞房結節 → 左脚・右脚
d．洞房結節 → ヒス束 → 房室結節 → 左脚・右脚

問30. 略称の組み合わせで，<u>誤っているもの</u>を次の中から１つ選びなさい。 難易度B

a．DIC － 播種性血管内凝固症候群
b．HB － 高血圧症
c．AML － 急性骨髄性白血病
d．DM － 糖尿病

＜実技問題＞（令和６年６月現在に準じて作成）

次の条件で，診療録から診療報酬明細書を作成し，解答用紙の①～㉖の解答欄に解答を記入しなさい。（令和４年９月分）※各区分の解答欄は順不同とする。 **難易度B**

【施設の概要等】
- 一般病院（内科，外科，整形外科，形成外科，泌尿器科，皮膚科，眼科，耳鼻咽喉科，リハビリテーション科，麻酔科，放射線科）
- 一般病床 100 床

【外来関係届出等状況】
（届出している施設基準等）
- ニコチン依存症管理料・検体検査管理加算（Ⅱ）・画像診断管理加算１

（届出は要さないが施設基準を満たしている状況）
- 医療情報取得加算
- 生活習慣病管理料

【医師，薬剤師及び看護職員の状況】
- 医師数は，医療法標準を満たしている。
- 薬剤師数及び看護職員（看護師及び准看護師）数は，医療法標準を満たしており，常勤の薬剤師，管理栄養士及び理学療法士も配置している。

【診療時間】月曜～金曜　9 時～ 17 時
土曜　9 時～12 時
日曜・祝日　休診

診 療 録

公費負担者番号	
公費負担医療の受給者番号	
保険者番号	0 6 1 3 9 8 9 3
記号・番号	13 ・ 36569 （枝番） 00
有効期限	令和　年　月　日
保険者 所在地	
保険者 名称	
資格取得年月日	平成 12 年 9 月 30 日
被保険者名	青木　紳一郎
受診者 氏名	青木　紳一郎
生年月日	明・大・(昭)・平・令 45 年 6 月 27 日 (男)・女
住所	
職業	会社員
被保険者との続柄	本人

	傷病名	職務	開始	終了	転帰	期間満了予定日
1	糖尿病（主）	上・外	令和４年 2月 9日	年 月 日	治癒・死亡・中止	年 月 日
2	脂質異常症	上・外	令和４年 2月 9日	年 月 日	治癒・死亡・中止	年 月 日
3	左上腕部石灰化上皮腫	上・外	令和４年 9月 7日	令和４年 9月 13日	(治癒)・死亡・中止	年 月 日
4	急性胃腸炎	上・外	令和４年 9月 26日	年 月 日	治癒・死亡・中止	年 月 日
5	アニサキス症疑い	上・外	令和４年 9月 26日	令和４年 9月 26日	治癒・死亡・(中止)	年 月 日

既往症・原因・主要症状・経過等	処方・手術・処置等
（糖尿病，脂質異常症で治療継続中，マイナンバーカードを保険証として利用し，診療情報の取得に同意した患者，医療情報取得加算４は前月算定済み）	
4.9.7（水） 【形成外科：森井】 S）1 年以上前から左上腕部にしこりがあり，徐々に大きくなってきた O）15mm の皮下腫瘍（石灰化上皮腫）を認める 本人の希望により本日摘出術施行 P）明日，消毒のため来院指示 薬剤情報提供（服用歴手帳記載）	4.9.7 皮膚皮下腫瘍摘出術（1.5cm） キシロカイン注射液 2% 5mL 生理食塩液 20mL 1A ポビドンヨード外用液 10%「オオサキ」　10mL Rp）ポンタールカプセル 250mg　2C　2P
4.9.8（木） 【形成外科：森井】 O）縫合部の感染なく，異常なし P）13 日抜糸予定	4.9.8 術後創傷処置（100cm² 未満） ポビドンヨード外用液 10%「オオサキ」　10mL

4.9.13(火) 【形成外科:森井】 O)縫合部を全抜糸 本日で終診 【内科:黒田】 S)特に変わりなし O)検査結果:尿糖(+),尿蛋白(−), FPG 128mg/dL, HbA1c 7.1%, TG 86mg/dL, HDL-cho 38mg/dL, LDL-cho 112mg/dL (その他詳細省略) 本人に検査結果を説明し,文書を交付 A)血糖コントロールもう少し P)DPP4 阻害剤開始 生活習慣病管理料(Ⅱ) 生活習慣に関する総合的な治療計画書を交付し,患者に同意,署名を得る。(管理内容の要点は,詳細省略) 薬剤情報提供(服用歴手帳記載)	4.9.13 術後創傷処置(100cm² 未満) 尿一般 B-V 末梢血液一般, HbA1c TP, Alb(BCP 改良法・BCG 法), AST, ALT, LD, T-Bil, ALP, CK, γ-GT, BUN, Cre, UA, BS, T-cho, TG, HDL-cho, LDL-cho, NaCl, K Rp)メトホルミン塩酸塩錠 250mg MT「日医工」3T　分 3(食直前)× 28 日 アトルバスタチン錠 10mg「日医工」 1T 分 1(夕食後)× 28 日 ジャヌビア錠 50mg 1T 分 1(朝食後)× 14 日
4.9.26(月) 救急外来 AM5:10 【救急:杉山/内科:黒田】 S)昨夜遅く刺身を食べた,明け方から腹痛,下痢 我慢していたが,腹痛が酷くなり救急外来受診 O)BT:37.8℃,腹部全体自発痛,腹部グル音増強 検査開始 AM5:20 検査所見:WBC10000/μL, CRP2.6mg/dL (その他省略) 本人に検査結果を説明し,文書を交付 内視鏡所見:アニサキスは認めず A)食事による急性胃腸炎 P)抗生剤と胃腸薬を併用,糖尿病の投薬は継続 (その他指導内容等は省略) 薬剤情報提供(服用歴手帳記載)	4.9.26 B-V 末梢血液一般, CRP AST, ALT, LD, γ-GT, Amy, Cre, BUN, CK, BS, NaCl, K EF-胃・十二指腸(AM5:45) キシロカインビスカス 2% 5mL キシロカインゼリー 2% 5mL ブスコパン注 20mg 2%1mL 1A Rp)セフゾンカプセル 100mg 3C ビオフェルミン R 錠 3T 分 3(毎食後)× 4 日分 ジャヌビア錠 50mg 1T 分 1(朝食後)× 14 日

〜 以 下 省 略 〜

(注)この診療録は試験問題用に作成したものである。

薬価基準抜粋

(2022 年 4 月現在の薬価)

薬品名	規格・単位	薬価	備考
・内用薬			
アトルバスタチン錠 10mg「日医工」	10mg 1 錠	14.80 円	HMG-CoA 還元酵素阻害剤
キシロカインビスカス 2%	2%1mL	5.30 円	表面麻酔剤
ジャヌビア錠 50mg	50mg 1 錠	118.10 円	糖尿病用剤
セフゾンカプセル 100mg	100mg 1 カプセル	59.70 円	セフェム系製剤
ビオフェルミン R 錠	1 錠	5.90 円	耐性乳酸菌整腸剤
ポンタールカプセル 250mg	250mg 1 カプセル	7.80 円	鎮痛・消炎・解熱剤
メトホルミン塩酸塩錠 250mgMT「日医工」	250mg 1 錠	10.10 円	血糖降下剤
・外用薬			
キシロカインゼリー2%	2%1mL	6.80 円	粘滑・表面麻酔剤
ポビドンヨード外用液 10%「オオサキ」	10%10mL	10.90 円	殺菌消毒剤
・注射薬			
キシロカイン注射液 2%	2%10mL バイアル	158.00 円	局所麻酔剤
生理食塩液	20mL 1 管	62.00 円	生理食塩液
ブスコパン注 20mg	2%1mL 1 管	59.00 円	鎮痙剤

2022年度 第2回 2級医療秘書実務能力認定試験 実技問題解答用紙

受験番号		氏名	

① 診療報酬明細書
（医科入院外）

令和　　年　　月分

都道府県番号　医療機関コード

1 医科	1 社・国 2 公費	3 後期	1 単独 2 2併 3 3併	2 本外 4 六外 6 家外	8 高外一 0 高外7

―		―		保険者番号		給付割合 10 9 8 7（ ）
公費負担者番号①		公費負担医療の受給者番号①		被保険者証・被保険者手帳等の記号・番号	（枝番）
公費負担者番号②		公費負担医療の受給者番号②			

氏名　1男 2女 1明 2大 3昭 4平 5令　．　．　生

特記事項

保険医療機関の所在地及び名称　（　　床）

職務上の事由　1 職務上　2 下船後3月以内　3 通勤災害

傷病名	診療開始日	転帰	診療実日数
(1)	(1) 年 月 日	治ゆ 死亡 中止	保険 日
(2)	(2) 年 月 日		公費① 日
(3)	(3) 年 月 日		公費② 日
(4)	(4) 年 月 日		
(5)	(5) 年 月 日		

区分	項目		回数	点	公費分点数
11	初診	時間外・休日・深夜	回	点	
12 再診	再診	×	回	②	
	外来管理加算	×	回		
	時間外	×	回		
	休日	×	回		
	深夜	×	回		
13	医学管理				
14 在宅	往診		回		
	夜間		回		
	深夜・緊急		回		
	在宅患者訪問診療		回		
	その他				
	薬剤				
20 投薬	21 内服 薬剤		単位		
	21 内服 調剤	×	回		
	22 屯服 薬剤		単位		
	23 外用 薬剤		単位		
	23 外用 調剤	×	回		
	25 処方	×	回		
	26 麻毒		回		
	27 調基				
30 注射	31 皮下筋肉内		回		
	32 静脈内		回		
	33 その他		回		
40 処置			回		
	薬剤				
50 手術麻酔			回		
	薬剤				
60 検査病理			回		
	薬剤				
70 画像診断			回		
	薬剤				
80 その他	処方箋		回		
	薬剤				

摘要欄

12　[　　　　] ③　④[　　] × 1

13　[　　　　] ⑤　⑥[　　] × 1
　　[　　　　] ⑦　⑧[　　] × 3

21　メトホルミン塩酸塩錠 250mg MT「日医工」3T　3 × 28
　　アトルバスタチン錠 10mg「日医工」 1T　1 × 28
　　ジャヌビア錠 50mg 1T　12 × 28
　　セフゾンカプセル 100mg 3C ｝
　　ビオフェルミン R 錠 3T ｝　⑨[　　] × 4
22　[　　　　] ⑩　⑪[　　] × 2
40　[　　　　] ⑫　⑬[　　] × 2
50　[　　　　] ⑭　⑮[　　] × 1
　　[　　　　] ⑯　⑰[　　] × 1

60　U- 検　26 × 1
　　B- 末梢血液一般、HbA1c　70 × 1
　　B-TP、Alb（BCP改良法・BCG法）、AST、ALT、LD、T-Bil、ALP、CK、γ-GT、BUN、Cre、UA、BS、T-cho、TG、HDL-cho、NaCl、K　103 × 1
　　[　　　　] ⑱　⑲[　　] × [　] ⑳
　　[　　　　] ㉑　㉒[　　] × 1
　　B- 末梢血液一般　21 × 1
　　B-CRP　16 × 1
　　B-AST、ALT、LD、γ-GT、Amy、Cre、BUN、CK、BS、NaCl、K　103 × 1
　　B-V　40 × 2
　　[　　　　] ㉓　㉔[　　] × 1
　　EF- 胃・十二指腸　㉕[　　] × 1
　　キシロカインビスカス 2% 5mL ｝
　　キシロカインゼリー 2% 5mL ｝
　　ブスコパン注 20mg 2% 1mL 1A ｝　㉖[　　] × 1

療養の給付	請求 点	※決定 点	一部負担金額 円
保険	6,401		減額 割(円)免除・支払猶予
公費①	点	※ 点	円
公費②	点	※ 点	円

※高額療養費 円　※公費負担点数 点　※公費負担点数 点

※各区分の解答欄は順不同とする。

2023年11月実施

2級医療秘書実務能力認定試験

➡解答・解説は p. 117

＜学科問題＞

医療秘書に関する知識

問1．医療機関の接遇サービスとして，不適切なものを次の中から1つ選びなさい。 **難易度C**

a．患者の要望はすべて受け入れる。
b．患者の不安や悩みに寄り添う。
c．患者に役立つ情報を提供する。
d．患者が快適に過ごすため，安心感を与える心づかいをする。

問2．患者にわかりやすく伝えるためのポイントとして，不適切なものを次の中から1つ選びなさい。 **難易度C**

a．話の目的を明確にする。
b．5W3H を考慮し要点を押さえて話す。
c．複数のことを伝える場合は，思いついたことから話す。
d．専門用語や分かりにくい用語は避ける。

問3．小児患者への応対として，不適切なものを次の中から1つ選びなさい。 **難易度C**

a．子どもと目の高さを合わせる。
b．笑顔で接し，明るいトーンで声かけする。
c．子どもにも分かる言葉で話す。
d．「痛くないよ」と安心させる。

問4．室内の環境マナーとして，不適切なものを次の中から1つ選びなさい。 **難易度C**

a．室温の調整や換気に気を配る。
b．花や植物はいっさい置かないようにする。
c．掲示物は，目につきやすい場所にキレイに貼る。
d．ドアの開閉や器具の移動など，音は静かにする。

問5．インフォームド・コンセントについて，不適切なものを次の中から1つ選びなさい。 難易度B

a．目的は患者の人権を尊重することである。
b．説明は医師のみが行う。
c．説明する際は，わかりやすい言葉を用いる。
d．治療の説明後，同意を得る。

問6．院内での言葉づかいとして，不適切なものを次の中から1つ選びなさい。 難易度B

a．見かけない方に　－　どちら様でしょうか。
b．受付で患者に　－　申し訳ございませんが少々お待ちいただけますか。
c．窓口で来客に　－　只今，院長先生は出かけております。
d．患者に呼ばれて　－　はい，ただいま参ります。

問7．個人情報の適切な取扱いとして，不適切なものを次の中から1つ選びなさい。 難易度C

a．院内アナウンスや呼び出しなど，第三者に聞こえる状況で診療科名を言うことは控える。
b．カルテや画像データ等を院外に持ち出すときには，責任者の許可を得る。
c．患者コードのように数字や記号の配列に過ぎない情報は，個人情報として扱わない。
d．第三者への情報提供は，あらかじめ本人の同意がなければ回答しない。

問8．院外の人を招いてA会館で行う懇談会の案内状に書く項目として，不要なものを次の中から1つ選びなさい。 難易度C

a．開催日時
b．A会館の所在地，略図
c．出欠の返信期限
d．A会館の営業時間

問9．祝儀袋・不祝儀袋の表書きの書き方として，不適切なものを次の中から1つ選びなさい。 難易度C

a．上段中央に，目的に合った言葉を毛筆（筆ペン）で書く。
b．名前はフルネームで，上部（贈る目的）よりやや小さめに書く。
c．医療機関（団体）名を添えるときは，名前の左横に小さめに書く。
d．不祝儀の場合は，薄墨を使うことが望ましい。

問10. 用語の意味として，不適切なものを次の中から1つ選びなさい。 難易度C

a．ムンテラ　－　既往歴
b．オンコール　－　呼び出し
c．コ・メディカル　－　病院の診療補助部門の職員の総称
d．テレパソロジー　－　遠隔病理診断

医療関連法規に関する知識

問11. 我が国の医療保険制度について，誤っているものを次の中から1つ選びなさい。 難易度B

a．任意加入である。
b．保険給付の方法は，主として現物給付である。
c．療養の給付率は7割以上である。
d．医療機関を自由に選べる。(フリーアクセス)

問12. 医療保険と法別番号について，誤っているものを次の中から1つ選びなさい。 難易度C

a．船員保険　－　02
b．組合管掌健康保険　－　06
c．自衛官等　－　07
d．国家公務員共済組合　－　33

問13. 後期高齢者医療制度について，誤っているものを次の中から1つ選びなさい。 難易度C

a．高齢者の医療の確保に関する法律に基づいた制度である。
b．対象となる年齢は70歳以上である。
c．運営主体は，都道府県ごとに全市区町村が加入する広域連合である。
d．医療費の自己負担は1割（一定以上所得者2割，現役並み所得者3割）である。

問14. 難病法（特定医療）について，誤っているものを次の中から1つ選びなさい。 難易度C

a．難病のうち，指定難病が対象となる。
b．法別番号は「54」である。
c．医療費は国が全額公費負担する。
d．入院時食事療養費・入院時生活療養費の標準負担額は患者負担となる。

問15. 医療保険給付の対象となるものを，次の中から1つ選びなさい。 難易度C

a．人間ドック
b．正常分娩
c．日常生活に支障のないアザ
d．母体が弱っている場合の妊娠中絶

問16. 保険医療機関の保険者に対する診療報酬請求権の時効について，正しいものを次の中から1つ選びなさい。 難易度B

a．2年間施行しないと消滅する。
b．3年間施行しないと消滅する。
c．5年間施行しないと消滅する。
d．6年間施行しないと消滅する。

問17. 医療法に定められている病床の種別で，誤っているものを次の中から1つ選びなさい。 難易度C

a．小児病床
b．療養病床
c．一般病床
d．精神病床

問18. 特定機能病院の承認について，正しいものを次の中から1つ選びなさい。 難易度C

a．市区町村長が承認する。
b．保健所長が承認する。
c．都道府県知事が承認する。
d．厚生労働大臣が承認する。

問19. 医師の指示のもとに嚥下訓練を業とする医療従事者を，次の中から1つ選びなさい。 難易度B

a．理学療法士
b．視能訓練士
c．言語聴覚士
d．管理栄養士

問20. 要介護認定の流れについて，正しいものを次の中から1つ選びなさい。 難易度C

a．要介護認定の申請 → 認定調査・主治医意見書の作成 → 介護認定審査会の判定
b．認定調査・主治医意見書の作成 → 要介護認定の申請 → 介護認定審査会の判定
c．介護認定審査会の判定 → 認定調査・主治医意見書の作成 → 要介護認定の申請
d．要介護認定の申請 → 介護認定審査会の判定 → 認定調査・主治医意見書の作成

医学基礎に関する知識

問21. ～25. 次の解剖図で，（　　　）の中に入る各部の名称を語群から1つずつ選びなさい。

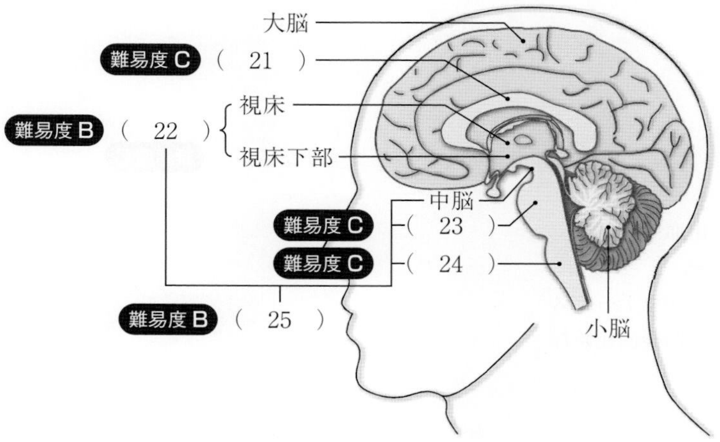

a．橋
b．脳幹
c．延髄
d．間脳
e．脳梁

問26. 血清脂質検査を，次の中から1つ選びなさい。 難易度C

a．TG，T-cho
b．AST，ALT
c．BUN，CRE
d．HbA1c，BS

問27. 肺循環経路として，正しいものを次の中から1つ選びなさい。 難易度C

a．右心房 → 肺動脈 → 肺 → 肺静脈 → 左心室
b．右心室 → 肺静脈 → 肺 → 肺動脈 → 左心房
c．右心室 → 肺静脈 → 肺 → 肺動脈 → 左心室
d．右心室 → 肺動脈 → 肺 → 肺静脈 → 左心房

問28. 糖尿病の典型的な症状として，誤っているものを次の中から１つ選びなさい。 難易度B

a．体重増加
b．多飲
c．多尿
d．口渇

問29. ネフロンを構成する器官として，誤っているものを次の中から１つ選びなさい。 難易度C

a．尿管
b．糸球体
c．尿細管
d．ボーマン嚢

問30. 略称の組み合わせで，誤っているものを次の中から１つ選びなさい。 難易度C

a．SAH － クモ膜下出血
b．TOF － 多臓器不全
c．SLE － 全身性エリテマトーデス
d．DIC － 播種性血管内凝固症候群

＜実技問題＞（令和6年6月現在に準じて作成）

次の条件で，診療録から診療報酬明細書を作成し，解答用紙の①～㉖の解答欄に解答を記入しなさい。（令和5年9月分）※各区分の解答欄は順不同とする。 難易度B

【施設の概要等】
- 一般病院（内科，外科，整形外科，小児科，耳鼻咽喉科，皮膚科，泌尿器科，リハビリテーション科，麻酔科，放射線科）
- 一般病床140床

【外来関係届出等状況】
（届出している施設基準等）
- ニコチン依存症管理料
- 検体検査管理加算（Ⅱ）
- 画像診断管理加算1

（届出は要さないが施設基準を満たしている状況）
- 医療情報取得加算
- 生活習慣病管理料

【医師，薬剤師及び看護職員の状況】
- 医師数は，医療法標準を満たしている。
- 薬剤師数及び看護職員（看護師及び准看護師）数は，医療法標準を満たしており，常勤の薬剤師，管理栄養士及び理学療法士も配置している。

【診療時間】
月曜～金曜　9時～17時
土曜　9時～12時
日曜・祝日　休診

診療録

公費負担者番号		保険者番号	0 6 1 1 1 0 3 3
公費負担医療の受給者番号		記号・番号	657 ・ 1126 （枝番） 00
		有効期限	令和　年　月　日
受診者 氏名	西谷　好美	保険者 所在地	
生年月日	明・大・㊐昭・平・令 47年 1月 3日　男・㊛女	保険者 名称	
住所		資格取得年月日	平成 17年 4月 1日
職業	被保険者との続柄：本人	被保険者名	西谷　好美

	傷病名	職務	開始	終了	転帰	期間満了予定日
1	高血圧症（主）	上・外	令和4年7月11日	年 月 日	治癒・死亡・中止	年 月 日
2	2型糖尿病	上・外	令和5年9月12日	年 月 日	治癒・死亡・中止	年 月 日
3	顎部挫創	上・外	令和5年9月24日	年 月 日	治癒・死亡・中止	年 月 日
4	右母指捻挫	上・外	令和5年9月24日	年 月 日	治癒・死亡・中止	年 月 日

既往症・原因・主要症状・経過等	処方・手術・処置等
（高血圧症で治療継続中，マイナンバーカードを保険証として利用し，診療情報の取得に同意した患者，医療情報取得加算4は前月算定済み）	
5.9.12（火） 【内科：藤井】 S）特定健診で，糖尿病の疑いと言われた 父が糖尿病で治療中のため精査を希望 健診時の結果 （空腹時血糖値 110mg/dL，HbA1c（NGSP値）6.3%） O）BP 132/86mmHg，P 61/分，身長 158cm，体重 62kg	5.9.12 尿一般 B-V 末梢血液一般，HbA1c T-BiL，Alb（BCP改良法・BCG法），AST，ALT，γ-GT，LD，ALP，BUN，CK，CRE，UA，BS，TG，T-cho，HDL-cho，LDL-cho，Na，CL，K

健診時の ECG12 を持参:正常 健診時の胸部 X-P(正面大角 1 枚)を持参:異常なし 検査結果:尿糖(－),尿蛋白(－) BS 103mg/dL, HbA1c(NGSP 値)6.2% (その他省略) 本人に説明の上,文書により情報提供 P)生活習慣病管理料(Ⅱ) 高血圧症の生活習慣に関する総合的な治療計画書を交付し,患者に同意,署名を得る(管理内容の要点は詳細省略)。 糖尿病の疑いに対しては 19 日に糖負荷試験を行う 薬剤情報提供(服用歴手帳記載) カデチア配合錠 HD「テバ」は高血圧症の治療薬	Rp)院内 カデチア配合錠 HD「テバ」 1T 分 1(朝食後)× 28 日分
5.9.19(火) 【内科:藤井】 O)糖負荷試験実施 P)1 週間後に検査結果を聞きに来るよう指示	5.9.19 糖負荷試験 尿糖,血糖 各 5 回 及び血中インスリン測定 トレーラン G 液 75g 225mL 1 瓶
5.9.24(日) AM9:40 【外科:西村】 S)家の玄関で転倒,顎部の出血と打撲 右母指を捻った O)意識清明,瞳孔反射正常 顎下部に 2cm の挫創,出血・汚染あり 真皮縫合を行い 3 針縫合 右母指基関節腫脹,自発痛・圧痛あり X-P 所見:骨折なし 湿布をし矯正固定 薬剤情報提供(服用歴手帳記載)	5.9.24 (時間外緊急院内画像診断 AM9:55) 右手単純 X-P(デジタル)2 方向 電子画像管理 創傷処理(筋肉臓器に達しないもの)顎下部 2cm 真皮縫合,デブリードマン リドカイン注射液 1% 10mL バイアル 大塚生食注 100mL 1 瓶 イソジンフィールド液 10% 10mL 矯正固定(右母指) セルタッチパップ 70 10cm × 14cm 1 枚 副木(形状賦形型 手指・足指用) 1 個 Rp)院内 セフカペンピボキシル塩酸塩錠 100mg「トーワ」 3T 分 3(毎食後)× 3 日分 セルタッチパップ 70 10cm × 14cm 14 枚 (1 日 2 枚使用)
5.9.26(火) 【外科:西村】 S)右母指の痛みは軽減 O)顎下部の出血・感染なし 【内科:藤井】 O)BP 128/84mmHg, P 63/分 糖負荷試験の結果は糖尿病型,食後高血糖が著明 A)2 型糖尿病 P)管理栄養士による食事指導(初回 30 分) (医師の指示事項,食事指導せん等省略) 薬剤情報提供(服用歴手帳記載)	5.9.26 創傷処置($100cm^2$ 未満) イソジンフィールド液 10% 10mL Rp)院内 グラクティブ錠 50mg 1T 分 1(朝食後)× 14 日分

～ 以 下 省 略 ～

(注)この診療録は試験問題用に作成したものである。

秘書2級 問題 ① ②

薬価基準抜粋

(2023年11月現在の薬価)

薬品名	規格・単位	薬価	備考
・内用薬			
カデチア配合錠HD「テバ」	1錠	29.30円	持続性アンジオテンシンⅡ受容体拮抗薬/利尿薬配合剤
グラクティブ錠50mg	50mg 1錠	119.80円	糖尿病用剤
セフカペンピボキシル塩酸塩錠100mg「トーワ」	100mg 1錠	24.50円	セフェム系抗生物質
トレーランG液75g	225mL 1瓶	205.20円	糖忍容力試験用糖質液
・外用薬			
イソジンフィールド液10%	10%10mL	36.90円	殺菌消毒剤
セルタッチパップ70	10cm × 14cm 1枚	17.10円	経皮鎮痛消炎剤
・注射薬			
大塚生食注	100mL 1瓶	145.00円	生理食塩液
リドカイン注射液1%	1%10mLバイアル	97.00円	局所麻酔剤
・特定保険医療材料			
副木（2）形状賦形型 ①手指・足指用	1個	118円	(略)　副木・F10-b-1

2023年度　第2回　2級医療秘書実務能力認定試験　実技問題解答用紙

受験番号		氏名	

① 診療報酬明細書
（医科入院外）
令和　年　月分

都道府県番号　医療機関コード

1 医科	1 社・国 2 公費	3 後期	1 単独 2 2併 3 3併	2 本外 4 六外 6 家外	8 高外- 0 高外7

公費負担者番号①　公費負担医療の受給者番号①
公費負担者番号②　公費負担医療の受給者番号②

保険者番号　　給付割合 10 9 8 7 ( )

被保険者証・被保険者手帳等の記号・番号　（枝番）

氏名　1男 2女 1明 2大 3昭 4平 5令　.　.　生
職務上の事由　1 職務上　2 下船後3月以内　3 通勤災害
特記事項
保険医療機関の所在地及び名称　（　床）

傷病名 (1) (2) (3) (4)
診療開始日 (1) 年 月 日 (2) 年 月 日 (3) 年 月 日 (4) 年 月 日
転帰 治ゆ 死亡 中止
診療実日数 保険 日　公費① 日　公費② 日

区分	項目			公費分点数
11 初診	時間外・休日・深夜	回	点	
12 再診	再診	× 回	②	
	外来管理加算	× 回		
	時間外	× 回		
	休日	× 回		
	深夜	× 回		
13 医学管理				
14 在宅	往診	回		
	夜間	回		
	深夜・緊急	回		
	在宅患者訪問診療	回		
	その他			
	薬剤			
20 投薬	21 内服 薬剤	単位		
	21 内服 調剤	× 回		
	22 屯服 薬剤	単位		
	23 外用 薬剤	単位		
	23 外用 調剤	× 回		
	25 処方	× 回		
	26 麻毒	回		
	27 調基			
30 注射	31 皮下筋肉内	回		
	32 静脈内	回		
	33 その他	回		
40 処置		回		
	薬剤			
50 手術麻酔		回		
	薬剤			
60 検査病理		回		
	薬剤			
70 画像診断		回		
	薬剤			
80 その他	処方箋	回		
	薬剤			

区分	内容	点数
12	③	④ × 1
13	⑤	⑥ × 1
	薬情　手帳	7 × 3
	⑦	⑧ × 1
21	カデチア配合錠HD「テバ」1T	3 × 28
	セフカペンピボキシル塩酸塩錠100mg「トーワ」3T	7 × 3
	グラクティブ錠50mg 1T	12 × 14
23	セルタッチパップ70 10cm×14cm 14枚（1日2枚使用）	⑨ × 1
25	複数診療科で処方	
40	⑩	⑪ × 1
	セルタッチパップ70 10cm×14cm 1枚	2 × 1
	副木・F10-b-1（@118円）1個	12 × 1
	創傷処置（100cm² 未満）	52 × 1
	イソジンフィールド液10%　10mL	4 × 1
50	⑫	⑬ × 1
	⑭	⑮ × 1
60	他医心電図診断	⑯ × 1
	尿一般	26 × 1
	B-末梢血液一般，HbA1c	70 × 1
	B-T-BiL，Alb（BCP改良法・BCG法），AST，ALT，γ-GT，LD，ALP，BUN，CK，CRE，UA，BS，TG，T-cho，HDL-cho，NaCl，K	103 × 1
	B－V	37 × 1
	⑰	⑱ × 1
	⑲	⑳ × 1
	トレーラン G 液 75g　225mL　1 瓶	㉑ × 1
	㉒	㉓ × 1
70	他医写真診断（単純撮影・胸部）	㉔ × 1
	㉕	110 × 1
	右手単純X-P（デジタル）2回　電画	㉖ × 1

※各区分の解答欄は順不同とする。

療養の給付	請求 点	※決定 点	一部負担金額 円
保険	5,719		減額 割(円)免除・支払猶予
公費①	点	※ 点	円
公費②	点	※ 点	円

※高額療養費 円　※公費負担点数 点　※公費負担点数 点

医療事務ＯＡ実務能力認定試験
問題

①	2022年11月23日（祝・水）10:00～11:30	➡解答・解説はp.124
②	2023年11月23日（祝・木）10:00～11:30	➡解答・解説はp.131

●医科点数表，電卓の持ち込みが可能です。
● 2024年4月1日現在の法令・薬価，2024年6月現在の診療報酬に準じて解答して下さい。
●診療報酬改定に伴い一部出題内容を修正しています。

1 2022年11月実施 医療事務OA実務能力認定試験

➡解答・解説は p. 124

試験は必ず実技問題から始めてください。

＜実技問題＞

注意点
・患者IDは，問1は「A1」，問2は「A2」としてください。
・処置名・手術名等の検索・入力において，検索後，該当項目が一覧に表示されなかった場合は，「診療情報コード検索画面」の選択ボタンの下にある「全表示」のチェックボックスをクリックして再表示してください。

問1．外来カルテ問題　難易度B

次の条件と診療録（令和4年10月分）から診療報酬明細書を作成し，プリントアウトしなさい。

【施設の概要等】
・一般病院（許可病床150床，一般病床120床）
・標榜診療科：内科，外科，整形外科，産科，婦人科，泌尿器科，消化器科，放射線科
・診療科の入力は内科，泌尿器科で行う。

【届出の状況】
・医師数は医療法標準を満たしているが，標準を超えてはいない。
・薬剤師数及び看護職員（看護師及び准看護師）数は医療法標準を満たしている。
・画像診断管理加算2
・MRI（1.5テスラ以上3.0テスラ未満の機器）

【診療時間】
月曜～土曜　8時～18時
日曜・祝日　休診

第　1　号

健康保険診療録

被保険者証	有効期限	年　月　日	受診者	ふりがな	やまおか　けいいち	
	記号	231		氏名	山岡　圭一	㊚・女
	番号	135（枝番）00		生年月日	明・大・㊐・平・令 34年 6月 15日生	
被保険者氏名	山岡　圭一			住所	電話　局　番（自・呼）	
資格取得	昭和・平成・令和	年　月　日		職業	被保険者との続柄	本人

事業所（船舶所有者）	所在地	電話　局　番	
	名称		
保険者	所在地	電話　局　番	
	名称		
	番号	0 6 1 4 1 3 1 1	

公費負担者番号		公費負担者番号	
公費負担医療の受給者番号		公費負担医療の受給者番号	

傷病名	業務	開始	終了	転帰	診療実日数	期間満了予定日
1）前立腺癌の疑い（主）	上・外	令和4年10月4日	年　月　日	治ゆ・死亡・中止	日	年　月　日
2）急性上気道炎	上・外	令和4年10月11日	令和4年10月14日	㊀治ゆ・死亡・中止	日	年　月　日
3）	上・外	年　月　日	年　月　日	治ゆ・死亡・中止	日	年　月　日
4）	上・外	年　月　日	年　月　日	治ゆ・死亡・中止	日	年　月　日

既往症・原因・主要症状等	処方・手術・処置等
泌尿器科　4.10.4（火）　担当医：伊藤 近隣のクリニックより紹介 放射線科医読影（文書にて） １週間後に結果を聞きに来るよう指示	4.10.4 腹部 MRI（1.5 テスラ以上 3 テスラ未満の機器） 電子画像管理
泌尿器科　4.10.11（火）　担当医：伊藤 本人の希望もあり、前立腺生検を予定 11 月 1 週目に検査入院予定	4.10.11
内科　4.10.11（火）　担当医：鈴木 KT 38.2℃ 薬剤情報提供（文書、手帳記載）	4.10.11 iV）生理食塩液 20mL 1 管 ホスミシン S 静注用 1g 1 瓶 Rp）ロキソニン錠 60mg 3T クラビット錠 250mg 3T　分 3×3TD
泌尿器科　4.10.25（火）　担当医：伊藤 前立腺生検前検査を実施 放射線科医読影（文書にて）	4.10.25 尿一般、尿沈渣（鏡検法） 末梢血液一般、末梢血液像（自動機械法） PT、APTT、BIL/総、BIL/直、TP、 Alb（BCP 改良法・BCG 法）、BUN、クレアチニン、 グルコース、ALP、Tcho、ナトリウム及びクロール、 カリウム、カルシウム、AST、ALT、γ-GT、CK、LD、 PSA ABO、Rh（D）、梅毒トレポネーマ抗体定性 STS 定性、HBs 抗原、HCV 抗体定性・定量 ECG12 胸部 X-P（デジタル撮影）撮影回数 1 回 電子画像管理

※ このカルテは試験用に作成したものである。

問２．入院カルテ問題 **難易度B**

次の条件と診療録（令和４年10月分）から診療報酬明細書を作成し，プリントアウトしなさい。

【施設の概要等】
- 一般病院（許可病床300床，一般病床のみ300床）
- 標榜診療科：内科，外科，小児科，整形外科，眼科，放射線科，麻酔科
- 診療科の入力は外科で行う。

【届出の状況等】
- 急性期一般入院料４
- 診療録管理体制加算３
- 医師事務作業補助体制加算２（40対１）
- 療養環境加算
- 医療安全対策加算１
- 感染対策向上加算１
- 指導強化加算
- がん診療連携拠点病院加算（地域がん診療病院）
- 後発医薬品使用体制加算２
- データ提出加算１ イ
- 入院時食事療養費（Ⅰ）
- 食堂加算
- 薬剤管理指導料
- 検体検査管理加算（Ⅲ）
- 画像診断管理加算２
- 麻酔管理料（Ⅰ）
- 病理診断専門医常勤
- CT（16列以上64列未満のマルチスライス型の機器）
- 医師数は医療法標準を満たしているが，標準を超えてはいない。
- 薬剤師数及び看護職員（看護師及び准看護師）数は医療法標準を満たしている。
- 令和４年10月分については，手術前医学管理料，手術後医学管理料とも算定していない。

【診療時間】
月曜～土曜　9時～18時
日曜・祝日　休診

【所在地】
千葉県千葉市（3級地）

第 2 号

健康保険診療録

被保険者証（継続療養証明書・受給資格証明書）		受診者		事業所（船舶所有者）	
有効期限	年 月 日	ふりがな	よだ　なおゆき	所在地	電話 局 番
記号	3692	氏名	与田　直行（男）・女	名称	
番号	63（枝番）00	生年月日	明・大・㊊昭・平・令 38年11月28日生	保険者 所在地	電話 局 番
被保険者氏名	与田　直行	住所	電話 局 番（自・呼）	名称	
資格取得	昭和・平成・令和 年 月 日	職業	被保険者との続柄　本人	番号	0 1 1 2 0 0 1 3

公費負担者番号	
公費負担医療の受給者番号	

公費負担者番号	
公費負担医療の受給者番号	

傷病名	業務	開始	終了	転帰	診療実日数	期間満了予定日
1）食道癌（主）	上・外	令和４年10月20日	年 月 日	治ゆ・死亡・中止	日	年 月 日

初診	4年 10月 20日
入院	4年 10月 28日
退院	年 月 日

既往症・原因・主要症状等	処方・手術・処置等
4.10.28（金） 4.10.20　連携診療所からの紹介状持参 当科外来受診、手術適応と判断 検査・画像診断は外来において実施していない 本日、手術目的で入院（10:00） 昼より食事開始	4.10.28 （検尿）尿一般、尿沈渣（鏡検法） （検血）末梢血液一般、末梢血液像（自動機械法） PT、APTT、TP、T-Bil、Tcho、AST、ALT、ナトリウム及びクロール、カリウム、BUN、血液型ABO、Rh（D）、STS定性

既往症・原因・主要症状等	処方・手術・処置等
入院診療計画書を担当看護師と共同で作成、患者と家族に説明のうえ交付し、手術同意書を受け取る 栄養管理計画策定 麻酔科医による術前診察 放射線科医読影(別紙にて) 　単純 X-P、CT 撮影	梅毒トレポネーマ抗体定性、HBs 抗原、HCV 抗体定性･定量、CRP ECG12 EF ―食道 　キシロカインポンプスプレー 8% 5g 胸部 X-P(デジタル撮影)1 方向 電子画像管理 胸部 CT(16 列以上 64 列未満のマルチスライス型) 　電子画像管理
4.10.29(土) 朝より食事なし 本日手術施行 麻酔科医による全身管理 病理診断医レポートあり(詳細別紙)	4.10.29 間歇的空気圧迫装置使用 閉鎖循環式全身麻酔 5　(10:30 ～ 12:20) 　硬膜外麻酔(頸･胸部)　(10:30 ～ 12:20)併施 　液化酸素 CE　1,200L 　アトロピン硫酸塩注射液　0.05% 1mL　2A 　小池笑気　600L 　セボフレン吸入麻酔液　40mL 　ワゴスチグミン注 0.5mg 0.05% 1mL　2A 経皮的動脈血酸素飽和度測定 終末呼気炭酸ガス濃度測定 食道腫瘍摘出術(開胸又は開腹手術) 　膀胱留置用ディスポーザブルカテーテル 　　(2 管一般(2):標準型)(561 円)1 本 　吸引留置カテーテル能動吸引型 　　サンプドレーン(2,520 円)1 本 病理組織標本作製(組織切片, 食道) 硬膜外麻酔後の持続的注入(精密持続注入) 　アナペイン注 0.2%100mL 1 袋 点滴注射 　①ブドウ糖注射液 5% 500mL 2 瓶 　　セフメタゾン静注用 1g 1 瓶
4.10.30(日) 麻酔科医による術後診察	4.10.30 点滴注射① do × 2 回 術後創傷処置(200cm^2) ドレーン法 硬膜外麻酔後の持続的注入(精密持続注入) 　アナペイン注 0.2% 100mL 1 袋
4.10.31(月) 朝より流動食開始 薬剤師による薬学的指導(薬剤管理指導料 2)	4.10.31 術後創傷処置(100cm^2) ドレーン法 Rp)フロモックス錠 100mg 3T　　分 3×3TD

特記事項	

※ このカルテは試験用に作成したものである。

入院食事伝票

日付	10/28	10/29	10/30	10/31
朝	×	×	×	○
昼	○	×	×	○
晩	○	×	×	○

○は食あり
×は食無
◎は特別食
●は市販されている流動食

試験は必ず実技問題から始めてください。

＜学科問題＞

問１．診療所において，再診時に次の診療内容が行われた場合，外来管理加算が算定できるものを１つ選びなさい。 **難易度Ｂ**

ａ．精密眼底検査，静脈内注射
ｂ．内服薬と外用薬の処方，鼻処置
ｃ．浣腸，尿一般，末梢血液一般
ｄ．心身医学療法，院外処方

問２．次の入院基本料等加算のうち，「入院初日」に算定することができるものを１つ選びなさい。 **難易度Ｃ**

ａ．救急医療管理加算
ｂ．感染対策向上加算
ｃ．緩和ケア診療加算
ｄ．地域加算

問３．次の組み合わせのうち，同一月にそれぞれの所定点数を算定できるものを１つ選びなさい。 **難易度Ｂ**

ａ．小児特定疾患カウンセリング料と小児科療養指導料
ｂ．てんかん指導料と在宅自己注射指導管理料
ｃ．難病外来指導管理料と皮膚科特定疾患指導管理料
ｄ．特定疾患療養管理料と悪性腫瘍特異物質治療管理料

問４．次の処置のうち，入院中の患者において算定できるものを１つ選びなさい。 **難易度Ｃ**

ａ．超音波ネブライザ
ｂ．鼻処置
ｃ．ネブライザ
ｄ．眼処置

問５．次の生体検査のうち，判断料を算定できるものを１つ選びなさい。 **難易度Ｃ**

ａ．超音波検査
ｂ．呼気ガス分析
ｃ．骨塩定量検査
ｄ．大腸内視鏡検査

問６．次の処置のうち，算定単位が「１日につき」のものを１つ選びなさい。 **難易度Ｃ**

ａ．腎盂洗浄
ｂ．人工呼吸（30分までの場合）
ｃ．ドレーン法
ｄ．留置カテーテル設置

問７．次の消炎鎮痛等処置のうち，マッサージ等による療法を１つ選びなさい。 **難易度Ｃ**

ａ．マイクロレーダー
ｂ．あんま
ｃ．ホットパック
ｄ．赤外線治療

問８．次の注射のうち，入院患者に対し注射実施料を算定できないものを１つ選びなさい。 **難易度Ｃ**

ａ．静脈内注射
ｂ．点滴注射
ｃ．関節腔内注射
ｄ．中心静脈注射

問９．次の疾患のうち，難病患者リハビリテーション料算定対象外のものを１つ選びなさい。 **難易度Ｃ**

ａ．くも膜下出血
ｂ．ビュルガー病
ｃ．ギラン・バレー症候群
ｄ．ハンチントン病

問10．Windows における MicrosoftWord や Excel の次のキー操作のうち，上書き保存をする時のショートカットキーを１つ選びなさい。 **難易度Ｃ**

ａ．［Ctrl］＋「Z」
ｂ．［Ctrl］＋「A」
ｃ．［Ctrl］＋「S」
ｄ．［Ctrl］＋「V」

医事ＯＡ問題
①
②

医療事務OA実務能力認定試験

➡解答・解説はp. 131

試験は必ず実技問題から始めてください。

＜実技問題＞

注意点
・患者IDは，問1は「A1」，問2は「A2」としてください。
・処置名・手術名等の検索・入力において，検索後，該当項目が一覧に表示されなかった場合は，「診療情報コード検索画面」の選択ボタンの下にある「全表示」のチェックボックスをクリックして再表示してください。

問1．外来カルテ問題 **難易度C**

次の条件と診療録（令和5年10月分）から診療報酬明細書を作成し，プリントアウトしなさい。

【施設の概要等】
・一般病院（許可病床100床，一般病床100床）
・標榜診療科：内科，外科，消化器科，泌尿器科，放射線科
・診療科の入力は内科で行う。

【届出の状況】
・医師数は医療法標準を満たしているが，標準を超えてはいない。
・薬剤師数及び看護職員（看護師及び准看護師）数は医療法標準を満たしている。

・画像診断管理加算2
・検体検査管理加算（Ⅱ）

【診療時間】
月曜～土曜　8時～18時
日曜・祝日　休診

第　1　号

健康保険診療録

被保険者証（継続療養証明書・受給資格証明書）	有効期限　年　月　日	受診者	ふりがな：うさみ　れん　氏名：宇佐美　蓮	男・女（男）	事業所（船舶所有者）	所在地　電話　局　番
	記号 121		生年月日：明・大・昭（昭）・平・令 50年 3月 16日生			名称
	番号 21（枝番）00		住所　電話　局　番（自・呼）		保険者	所在地　電話　局　番
	被保険者氏名 宇佐美　蓮					名称
	資格取得 昭和・平成・令和　年　月　日		職業	被保険者との続柄：本人		番号 06140693

公費負担者番号	
公費負担医療の受給者番号	

公費負担者番号	
公費負担医療の受給者番号	

傷病名	業務	開始	終了	転帰	診療実日数	期間満了予定日
1）胃潰瘍（主）	上・外	令和5年8月16日	年　月　日	治ゆ　死亡　中止	日	年　月　日
2）	上・外	年　月　日	年　月　日	治ゆ　死亡　中止	日	年　月　日
3）	上・外	年　月　日	年　月　日	治ゆ　死亡　中止	日	年　月　日
4）	上・外	年　月　日	年　月　日	治ゆ　死亡　中止	日	年　月　日

既往症・原因・主要症状等	処方・手術・処置等
5.10.6（金） 昨晩より胃の痛み、もたれが激しくなった 特定疾患療養管理（内容は別紙） 検査結果を文書により説明 薬剤情報提供（文書、手帳記載） 次回、胃バリウム予定	5.10.6 （検尿）尿一般、尿沈渣（鏡検法） （検便）糞便塗抹、糞便中ヘモグロビン定性 （検血）末梢血液一般、像（自動機械法）、ESR AST、ALT、BUN、UA、カリウム、クレアチニン、 ナトリウム及びクロール、HDL－コレステロール Rp）①セルベックスカプセル 50mg 3C 分3（毎食後）× 7TD ②ブスコパン錠 10mg 2T 5回分（疼痛時）
5.10.13（金） 胃の痛みがとれない 放射線科医読影（文書）	5.10.13 胃 X-D X-P（デジタル撮影）撮影回数6回 電子画像管理 スポット（デジタル撮影）　電子画像管理 バリブライト P 98%300g バロス発泡顆粒 10g ブスコパン注 20mg 2%1mL 1A プルゼニド錠 12mg 2錠 Rp）① do × 7TD
5.10.20（金） 特定疾患療養管理（内容は別紙） 放射線科医読影（文書） 薬剤情報提供（文書、手帳記載） 次回ファイバースコピー実施	5.10.20 胸部 X-P（デジタル撮影）撮影回数1回 電子画像管理 HBs 抗原定性・半定量、HCV 抗体定性・定量 ECG12 Rp）① do × 14TD ③ガスター D 錠 20mg 2T 分2（朝・夕食後）× 14TD

※ このカルテは試験用に作成したものである。

問2．入院カルテ問題 **難易度B**

次の条件と診療録（令和5年10月分）から診療報酬明細書を作成し，プリントアウトしなさい。

【施設の概要等】
- 一般病院（許可病床400床，一般病床のみ400床）
- 標榜診療科：内科，外科，小児科，整形外科，眼科，放射線科，麻酔科
- 診療科の入力は外科で行う。

【届出の状況等】
- 急性期一般入院料4
- 診療録管理体制加算3
- 医師事務作業補助体制加算2（30対1）
- 療養環境加算
- 医療安全対策加算1
- 感染対策向上加算1
- 指導強化加算
- 患者サポート体制充実加算
- データ提出加算1イ
- 入院時食事療養費（Ⅰ）
- 食堂加算
- 薬剤管理指導料
- 検体検査管理加算（Ⅲ）
- 画像診断管理加算2
- 麻酔管理料（Ⅰ）
- 病理診断専門医常勤
- 病理診断管理加算1
- 16列以上64列未満のマルチスライス型CT
- 医師数は医療法標準を満たしているが，標準を超えてはいない。
- 薬剤師数及び看護職員（看護師及び准看護師）数は医療法標準を満たしている。
- 令和5年10月分については，手術前医学管理料，手術後医学管理料とも算定していない。

【診療時間】
月曜～土曜　9時～18時
日曜・祝日　休診

【所在地】
神奈川県鎌倉市（3級地）

第　2　号

健康保険診療録

被保険者証	有効期限	年　月　日	受診者	ふりがな	えだ　けいた	男・女
	記号	322		氏名	江田　啓太	
	番号	79（枝番）00		生年月日	明・大・昭・平・令 42年6月2日生	
被保険者氏名		江田　啓太		住所	電話　局　番（自・呼）	
資格取得	昭和 平成 令和	年　月　日		職業	被保険者との続柄	本人

事業所 船舶所有者	所在地	電話　局　番	
	名称		
保険者	所在地	電話　局　番	
	名称		
	番号	0 1 1 4 0 0 1 1	

公費負担者番号	
公費負担医療の受給者番号	

公費負担者番号	
公費負担医療の受給者番号	

傷病名	業務	開始	終了	転帰	診療実日数	期間満了予定日
1) 甲状腺癌（主）	上 外	令和5年10月26日	年　月　日	治ゆ 死亡 中止	日	年　月　日
2)	上 外	年　月　日	年　月　日	治ゆ 死亡 中止	日	年　月　日
3)	上 外	年　月　日	年　月　日	治ゆ 死亡 中止	日	年　月　日
4)	上 外	年　月　日	年　月　日	治ゆ 死亡 中止	日	年　月　日
5)	上 外	年　月　日	年　月　日	治ゆ 死亡 中止	日	年　月　日

初診	5年　10月　26日
入院	5年　10月　26日
退院	年　月　日

既往症・原因・主要症状等	処方・手術・処置等
5.10.26（木）10:00 武田病院より文書による紹介 画像診断フィルム持参 頸部X–Pの診断 頸部に痛み、炎症あり 本日、手術目的のため入院（10:00） 入院診療計画、栄養管理計画を共同で作成、 患者に説明、交付同時に手術同意書を受理 放射線科医の読影（別紙にて） 昼より常食	5.10.26 （検血）末梢血液一般、像（自動機械法）、ESR TP、AST、ALT、ALP、LD、CK、BUN BiL/総、Tcho、ナトリウム及びクロール 梅毒血清反応（STS）定性 梅毒トレポネーマ抗体定性 HBs抗原定性・半定量 HCV抗体定性・定量、CRP ECG12 胸部X–P（デジタル撮影）撮影回数1回 電子画像管理 点滴注射 セファメジンα注射用 1g1瓶 生理食塩液 500mL1瓶

特記事項	

※ このカルテは試験用に作成したものである。

既往症・原因・主要症状等	処方・手術・処置等
5.10.27(金) 病理診断医レポートあり(詳細別紙)	5.10.27 超音波検査(断層撮影法)(甲状腺) 細胞診(甲状腺穿刺)
5.10.28(土) 放射線科医の読影(別紙にて)	5.10.28 甲状腺シンチグラム(静態) 画像記録用フィルム 四ツ切 2 枚 テクネゾール 120MBq
5.10.29(日) 麻酔科医による術前診察 薬剤師による指導(薬剤管理指導料 2)	5.10.29 Rp) 2mg セルシン錠 2T 1 回分
5.10.30(月) 手術施行 麻酔科医による全身管理 本日禁食 病理診断医レポートあり(詳細別紙)	5.10.30 前処置 アトロピン硫酸塩注射液　0.05% 1mL 1A ドルミカム注射液 10mg2mL 1A 閉鎖循環式全身麻酔 5　(10:00 ～ 12:30) (麻酔が困難な患者以外) 液化酸素 CE　500L 小池笑気　400g アトロピン硫酸塩注射液　0.05% 1mL 2A セボフレン吸入麻酔液　100mL ワゴスチグミン注 0.5mg 0.05% 1mL 3A ラボナール注射用 0.3g 300mg 1A 甲状腺悪性腫瘍手術(切除) イソジン液 10% 100mL 膀胱留置用ディスポーザブルカテーテル (2 管一般(3)・閉鎖式) 2,030 円 1 本 T-M(組織切片)(1 臓器) 点滴注射 セファメジンα注射用 1g 1 瓶 生理食塩液 500mL 1 瓶
5.10.31(火) 朝より常食 麻酔科医による術後診察	5.10.31 術後創傷処置(90cm^2) 点滴注射 セファメジンα注射用 1g 2 瓶 生理食塩液 500mL 2 瓶

入院食事伝票

日付	10/26	10/27	10/28	10/29	10/30	10/31
朝	×	○	○	○	×	○
昼	○	○	○	○	×	○
晩	○	○	○	○	×	○

○は食あり・×は食無・◎は特別食●は市販されている流動食

医事OA問題 ① ②

試験は必ず実技問題から始めてください。

＜学科問題＞

問１．次の検体検査のうち，外来診療料に<u>含まれないもの</u>を１つ選びなさい。 **難易度Ｃ**

ａ．赤血球沈降速度
ｂ．末梢血液像（自動機械法）
ｃ．末梢血液一般検査
ｄ．骨髄像

問２．次の医学管理料のうち，初診料を算定した初診の日に<u>算定できないもの</u>を１つ選びなさい。 **難易度Ｃ**

ａ．てんかん指導料
ｂ．特定薬剤治療管理料
ｃ．ウイルス疾患指導料
ｄ．悪性腫瘍特異物質治療管理料

問３．次のうち，生活習慣病管理料の<u>対象疾患ではないもの</u>を１つ選びなさい。 **難易度Ａ**

ａ．インスリンレセプター異常症
ｂ．高コレステロール血症
ｃ．高脂血症
ｄ．高血圧性腎疾患

問４．次の手術と自動吻合器加算の限度個数のうち，<u>誤っているもの</u>を１つ選びなさい。 **難易度Ｃ**

ａ．胃全摘術，限度個数２個
ｂ．腹腔鏡下胃全摘術，限度個数２個
ｃ．胃切除術，限度個数２個
ｄ．噴門側胃切除術，限度個数２個

問５．次の生体検査のうち，同一月内に２回以上実施した場合，２回目以降の点数を所定点数の 100 分の 90 に相当する点数により算定するものを１つ選びなさい。 **難易度Ｃ**

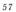

ａ．フローボリュームカーブ
ｂ．ホルター型心電図検査
ｃ．骨塩定量検査
ｄ．精密眼底検査

問6．次の検査のうち，外来迅速検体検査加算の対象であるものを1つ選びなさい。 **難易度C**

a．CA19－9
b．CA15－3
c．CA72－4
d．CA602

問7．次の注射実施料のうち，「1回につき」算定できるものを1つ選びなさい。 **難易度C**

a．中心静脈注射
b．静脈内注射
c．動脈注射
d．点滴注射

問8．次のうち，再診時に他の医療機関で撮影したフィルムについての診断料が<u>算定できないもの</u>を1つ選びなさい。 **難易度B**

a．胸部単純エックス線撮影
b．腎盂造影剤使用撮影
c．腹部CT撮影
d．胃造影剤使用撮影

問9．次の疾患別リハビリテーション料の標準的算定日数のうち，<u>誤っているもの</u>を1つ選びなさい。 **難易度C**

a．心大血管疾患リハビリテーション料 － 150日
b．脳血管疾患等リハビリテーション料 － 180日
c．廃用症候群リハビリテーション料 － 150日
d．運動器リハビリテーション料 － 150日

問10．次のMicrosoft WordやExcelにおけるキー操作のうち，印刷をする時のショートカットキーを1つ選びなさい。 **難易度C**

a．[Ctrl]＋「P」
b．[Ctrl]＋「F」
c．[Ctrl]＋「Z」
d．[Ctrl]＋「V」

電子カルテオペレーション実務能力認定試験
問題

①	2022 年 11 月 23 日（祝・水） 13:30〜15:00	➡解答・解説は p.138
②	2023 年 11 月 23 日（祝・木） 13:30〜15:00	➡解答・解説は p.142

●電卓の持ち込みが可能です。
● 2024 年 4 月 1 日現在の法令，2024 年 6 月現在の診療報酬に準じて解答して下さい。
●診療報酬改定に伴い一部出題内容を修正しています。

1

2022年11月実施

電子カルテオペレーション実務能力認定試験

➔解答・解説は p. 138

試験は必ず実技問題から始めてください。

＜実技問題＞

重要 入力にあたっては，下記の留意事項を必ず確認してください。

1. 代行入力者による**「代行入力機能」**を使用し，医師が**「承認」**を行う形式での入力とする。

2. 代行入力者の操作可能画面は，試験問題の都合により「全て ALL」としている。

3. 外来は**院外処方**，入院は**院内処方**とする。

4. 外来初診時の患者の**【主訴】**等については，**「初診問診」**画面に入力し，カルテに反映させる。

5. **【診療内容】**については，「項目」欄に記載された各項目に対応する「入力内容」欄の記載内容をSOAP形式の定義等に則り「診察」画面等に入力する。

6. **【入力内容】**欄の「※」を付している項目は，入力するに当たっての指示もしくは留意事項等であり，その記載内容自体は入力しない。

7. 外来の検査及び画像を入力する場合は，システム上対応できないものを除き，**オーダ処理**後，結果確認及び入力を行い，問題の指示に従いカルテに反映させる。

8. 入院の検査及び画像を入力する場合は，システム上対応できないものを除き，**「Sheet」**画面でオーダ設定後，結果確認及び入力を行い，問題の指示に従いカルテに反映させる。

9. 検索しても表示されない項目については，＜フリー入力＞機能または＜全表示＞機能を使用して入力する。

10. 傷病名については，**「病名情報」**画面と**「診察」**画面の両方に入力する。

11. 次回診察日予約については，**予約機能**を使用して入力する。

12. 「入院届出事項等」画面については，入力の必要はない。

13. 「Sheet」画面の「食事せん・外泊」については，入力の必要はない。

14. その他の条件については，問題を参照する。

15. 患者情報等は全て架空のものである。また，症例については，試験用に作成したもので，医学的事実と異なる部分があり，内容は簡略化している。

問１．外来入力問題　**難易度B**

次の条件（令和４年10月分）をもとに，代行入力者としてカルテを入力し，医師の承認を行った後に出力しなさい。

【権限設定（診療所）】

コード	1	2
部門	03　ドクター	10　代行入力者
診療科	01　内科	なし
担当者名 （フリガナ）	佐藤　誠 （サトウ　マコト）	鈴木　里香 （スズキ　リカ）
ID（パスワード）	satou（1234）	suzuki（1234）
操作可能画面	全て ALL	全て ALL

【医療機関情報】下記の他必要な条件は全て満たしているものとする。

（施設の概要）
・診療所
　標榜診療科：内科　他省略

（診療時間）
・月曜日～金曜日：10:00 ～ 20:00
・土曜日　　　　：12:00 ～ 17:00
・日曜日　　　　：休診

（職員等の勤務状況）
・薬剤師常勤

（届出及び施設基準を満たしている状況等）
・明細書発行体制等加算
・夜間・早朝等加算
・外来感染対策向上加算

【患者情報】下記以外は入力の必要はないものとする。

ID	2202-1		
氏名（フリガナ）	小野寺　明子（オノデラ　アキコ）	性別	女性
生年月日	昭和58年9月26日	年齢	39歳
保険者番号	01134527	記号・番号（枝番）	135・79
被保険者氏名	小野寺　明子	本人・家族	本人
一部負担金割合	3割	職業	会社員

【基本問診票】（一部抜粋）

記入日	2022年10月3日	お名前	小野寺　明子

●バイタルサイン

体温：36.1℃

●いつ頃からどのような症状でお困りですか？　痛みがある場合はどこがどのように痛みますか？

先月、職場の担当が変わってストレスが増え、たびたびお腹が痛くなる。
下痢と便秘を繰り返し、眠れない。
今朝、便に少し血が混じっていたような気がした。

●現在治療中の病気はありますか？　ある場合、それは何歳頃からですか？

なし。

●これまでに大きな病気にかかったことはありますか？　それは何歳頃ですか？

なし。

●薬や食べ物などでアレルギーを起こしたことはありますか？　それは何歳頃ですか？

なし。

●その他

家族に大腸の病気にかかっている者、かかったことのある者はいない。

【診療内容】

2022年10月3日(月)18時30分	
項目	**入力内容**
基本問診票	※「初診問診」画面に入力し、バイタルサイン・主訴のみカルテに反映させる。
検査オーダ	尿一般、糞便中ヘモグロビン B-R、W、Hb、Ht、Pl、CRP、FT3、FT4、CEA
検査結果	R(448)、W(4800)、Ht(40.4)、Hb(13.6)、Pl(20.2)、 CRP(0.2)、FT3(2.5)、FT4(1.2)、CEA(3.52)(※他省略) 文書にて説明の上交付。
傷病名	IBS質問票の結果から過敏性腸症候群と診断し、主病とする。 がんの心配はないと思うが、念のため、注腸造影を行うこととする。 (※「大腸癌の疑い」を傷病名欄に入力する。)
予約	10月7日(金)午前10時注腸造影予約。 注腸X-D、X-P(24回)、SP(8回)電子画像管理 グリセリン浣腸液50%「ケンエー」150mL　1個 ブスコパン注20mg　2% 1mL　2A バリトゲンHD　98.6%　300g プルゼニド錠12mg　2T
指導	炭水化物や脂質の多い食事、香辛料、アルコール、カフェインを含んだ飲料、乳製品により悪化する可能性があるので、何によって痛みが発生するのかを気をつけてみるよう指導。
傷病名	不眠症と診断し、IBSと併せて投薬した。
院外処方	①ポリカルボフィルCa細粒83.3%　1.8(一般名) 　メペンゾラート臭化物錠7.5mg「ツルハラ」6T　分3(毎食後)×7TD ②イリボー錠2.5μg　1T 　ジアゼパム錠2mg「ツルハラ」1T　分1(就寝前)×7TD リフィル不可

2022年10月7日(金)10時00分	
項目	**入力内容**
主訴	体調は相変わらず。
画像診断	※予定通り注腸造影を実施。
傷病名	ポリープは小さいものが2つあったが、特に問題なしと判断。 大腸癌の疑いはClear。
予約	10月11日(火)午後6時半　診察予約。

2022年10月11日(火)18時30分	
項目	**入力内容**
主訴	不眠は解消した。
傷病名	不眠症は治癒とする。
指導	暴飲暴食は避けるよう指導。
院外処方	①ポリカルボフィルCa細粒83.3%　1.8(一般名)　分3(毎食後)×14TD ②イリボー錠2.5μg　1T　分1(就寝前)×14TD リフィル可(2回)

※以下省略

問２．入院入力問題　**難易度B**

次の条件をもとに，代行入力者としてカルテを入力し，医師の承認を行った後に出力しなさい。

【権限設定（病院）】

コード	1	2
部門	03　ドクター	10　代行入力者
診療科	34　リハビリテーション科	なし
担当者名 （フリガナ）	高橋　元 （タカハシ　ハジメ）	田中　知美 （タナカ　トモミ）
ID（パスワード）	takahashi（1234）	tanaka（1234）
操作可能画面	全て ALL	全て ALL

【医療機関情報】下記の他必要な条件は全て満たしているものとする。

（施設の概要）
・回復期リハビリテーション病院（※許可病床 100 床、一般病床 100 床で入力）
　標榜診療科：リハビリテーション科・放射線科・麻酔科　その他省略

（診療時間）
・月曜日～金曜日：9:00 ～ 17:00
・土・日曜日　　　：休診

（職員等の勤務状況）
・薬剤師常勤

（届出及び施設基準を満たしている状況等）
・薬剤管理指導料
・画像診断管理加算 2
・CT　16 列以上 64 列未満のマルチスライス型の機器
・MRI　1.5 テスラ以上 3 テスラ未満の機器
・運動器リハビリテーション料（Ⅰ）20 分の訓練を 1 単位とする。

【患者情報】下記以外は入力の必要はないものとする。

ID	2202-2		
氏名（フリガナ）	恩田　昭一（オンダ　ショウイチ）	性別	男性
生年月日	昭和 21 年 1 月 1 日	年齢	76 歳
保険者番号	39130018	記号・番号（枝番）	87654321
被保険者氏名	恩田　昭一	本人・家族	本人
一部負担金割合	1 割	職業	無職

【患者属性情報】下記以外は入力の必要はないものとする。

入院日	令和 4 年 10 月 3 日（月）
病棟・病室	3A　302 － 1

【診療内容】

2022年10月3日(月)10時40分

項目	入力内容
診察所見	大林病院からのリハビリを依頼する紹介状を持参。 ※2022年8月15日、散歩中の転倒による左大腿骨頸部骨折のため骨折観血的手術施行。寝たきり予防のため、早期にリハビリを開始する必要を認めたため紹介。
画像オーダ	左大腿デジタル撮影(正面・側面各1回)電子画像管理 (患者移動:車イス) 放射線科医による読影結果が文書にて報告された。
シェーマ	※全身の正面骨格図を所見に貼り付け、手術部位に網掛けする。
傷病名	左大腿骨頸部骨折後遺症と診断し、主病とする。
リハビリ	医師、看護師、理学療法士等と共同でリハビリテーション総合実施計画書を策定した。 理学療法士による運動器リハビリを2時間実施。

2022年10月5日(水)16時45分

項目	入力内容
診察所見	KT36.1℃、BP120／80
リハビリ	do　2時間

2022年10月7日(金)16時45分

項目	入力内容
診察所見	KT36.8℃、BP128／88
リハビリ	do　2時間
主訴	右肩が痛くて動かせない。頭の後ろから首も痛い。
画像オーダ	右頸椎デジタル撮影(1回)電子画像管理 放射線科医による読影結果が文書にて報告された。 ※頸部の画像を取り込み所見に貼り付ける。
傷病名	頸肩腕症候群、後頭神経痛と診断。
処置	上肢マッサージ
麻酔	後頭神経ブロック　メピバカイン塩酸塩注射液1%　10mL1A

2022年10月11日(火)16時45分

項目	入力内容
診察所見	KT36.4℃、BP127／85
リハビリ	do　2時間
主訴	右腕にまだ軽いしびれ感がある。
処置	マッサージdo 頸部と右肩にホットパック 右肩に湿布処置　MS冷シップ「タイホウ」20g
注射	ノイロトロピン注射液1.2単位　1mL　1A　筋注

※以下省略

料金受取人払郵便

神田局
承認

3123

差出有効期間
2026年 4 月
20日まで

101-8795

308

（受取人）
東京都千代田区神田神保町 2-6
（十歩ビル）

医　学　通　信　社　行

TEL. 03-3512-0251　FAX. 03-3512-0250

【ご注文方法】

①裏面に注文冊数，氏名等をご記入の上，弊社宛に FAX して下さい。
　このハガキをそのまま投函もできます。
②電話（03-3512-0251），HP でのご注文も承っております。
→振込用紙同封で書籍をお送りします。（書籍代と，別途送料がかかります。）
③または全国の書店にて，ご注文下さい。

（今後お知らせいただいたご住所宛に，弊社書籍の新刊・改訂のご案内をお送りいたします。）

※今後，発行してほしい書籍・CD-ROM のご要望，あるいは既存書籍へのご意見がありましたら，ご自由にお書きください。

注 文 書

2024.5

※この面を弊社宛にFAXして下さい。あるいはこのハガキをそのままご投函下さい。

医学通信社・直通 FAX → 03-3512-0250

お客様コード	（わかる場合のみで結構です）		
ご住所〔ご自宅又は医療機関・会社等の住所〕	〒	電話番号	
お名前〔ご本人又は医療機関等の名称・部署名〕	（フリガナ）	ご担当者	（法人・団体でご注文の場合）

〔送料〕 1～9冊：100円×冊数， 10冊以上何冊でも1,000円（消費税別

書籍	ご注文部数	書籍	ご注文部数
診療点数早見表 2024年度版〔2024年5月刊〕		医療事務【BASIC】問題集 2024〔2024年5月刊〕	
DPC点数早見表 2024年度版〔2024年5月刊〕		医療事務100問100答 2024年版〔2024年4月刊〕	
薬価・効能早見表 2024年4月版〔2024年4月刊〕		入門・診療報酬の請求 2024-25年版〔2024年7月刊予定〕	
診療報酬BASIC点数表 2024〔2024年3月刊〕		レセプト請求の全技術 2024-25年版〔2024年6月刊予定〕	
受験対策と予想問題集 2024年版〔2024年7月刊予定〕		“保険診療＆請求”ガイドライン 2024-25年版〔2024年7月刊予定〕	
診療報酬・完全攻略マニュアル 2024-25年版〔2024年6月刊予定〕		介護報酬早見表 2024-26年版〔2024年6月刊予定〕	
医療事務【実践対応】ハンドブック 2024年版〔2024年5月刊〕		介護報酬パーフェクトガイド 2024-26年版〔2024年6月刊予定〕	
窓口事務【必携】ハンドブック 2024年版〔2024年5月刊〕		介護報酬サービスコード表 2024-26年版〔2024年5月刊〕	
最新・医療事務入門 2024年版〔2024年4月刊〕		特定保険医療材料ガイドブック 2024年度版〔2024年7月刊予定〕	
公費負担医療の実際知識 2024年版〔2024年4月刊〕		標準・傷病名事典 Ver.4.0〔2024年2月刊〕	
医療関連法の完全知識 2024年版〔2024年6月刊予定〕		外保連試案 2024〔2023年12月刊〕	
最新 検査・画像診断事典 2024-25年版〔2024年5月刊〕		診療情報管理パーフェクトガイド 2023年改訂新版〔2023年9月刊〕	
手術術式の完全解説 2024-25年版〔2024年6月刊予定〕		診療報酬Q&A 2023年版〔2022年12月刊〕	
臨床手技の完全解説 2024-25年版〔2024年6月刊予定〕		【電子カルテ版】診療記録監査の手引き〔2020年10月刊〕	
医学管理の完全解説 2024-25年版〔2024年6月刊予定〕		“リアル”なクリニック経営―300の鉄則〔2020年1月刊〕	
在宅医療の完全解説 2024-25年版〔2024年7月刊予定〕		医業経営を“最適化”させる38メソッド 2021年新版〔2021年4月刊〕	
レセプト総点検マニュアル 2024年版〔2024年6月刊予定〕		リーダー心得＆チームマネジメント術〔2021年9月刊〕	
診療報酬・完全マスタードリル 2024-25年版〔2024年5月刊〕		デジタル“医業”プロフェッショナル〔2023年8月刊〕	
		（その他ご注文書籍）	

電子辞書BOX『GiGi-Brain』申込み ※折返し，契約・ダウンロードのご案内をお送りいたします

□『GiGi-Brain』を申し込む　（□欄に ✓ を入れてください）

メールアドレス（必須）

『月刊／保険診療』申込み（番号・文字を○で囲んで下さい） ※割引特典は支払い手続き時に選択できます

① 定期購読を申し込む〔　　　〕年〔　　　〕月号から　〔 1年 or 半年 〕

② 単品注文する（　年　月号　冊）　③『月刊／保険診療』見本誌を希望する（無料）

試験は必ず実技問題から始めてください。

＜学科問題＞

問１．電子カルテシステムの導入によりデータ化・伝送化されないものを次の中から１つ選びなさい。 難易度B

ａ．処方箋を記載する。
ｂ．Ｘ線撮影をする。
ｃ．血液検査をする。
ｄ．医学的指導をする。

問２．次の文章の括弧内に入る語句を選択肢から１つ選びなさい。
電子カルテシステムは（　　　　）であり，診療した医師自らその内容を入力し，それが以降のデータベースとなる。 難易度A

ａ．実施後入力
ｂ．都度入力
ｃ．発生源入力
ｄ．精密照準入力

問３．電子カルテシステムについて不適切な記述を次の中から１つ選びなさい。 難易度B

ａ．外部の医療機関等とネットワークを構築できない。
ｂ．院内では，各部門が一つのネットワークで結ばれている。
ｃ．病床のある医療機関では，給食管理システム等も導入される。
ｄ．医療機関の規模により，システムに違いがある。

問４．診療記録を電子保存する場合の真正性の確保策を次の中から１つ選びなさい。 難易度B

ａ．故意や過失による情報の破壊が起こらないよう情報保護機能を備える。
ｂ．確定操作に際しその作成責任者の識別情報を記録情報に関連付ける。
ｃ．保存情報に対応したソフトウェアを整備する。
ｄ．記録媒体が劣化する前に情報を新たな媒体に複写する。

問５．電子カルテの機能について適切な記述を次の中から１つ選びなさい。 難易度B

ａ．簡易コメント入力機能で，医師やスタッフへの伝達事項を入力できる。
ｂ．シェーマ機能で，登録マスターを利用して主訴の入力を簡便化できる。
ｃ．クリティカル・パス機能で，看護サマリーの入力を簡便化できる。
ｄ．テンプレート機能で，検査内容を予めセット登録して利用できる。

問６．次のうち不適切な記述を選択肢から１つ選びなさい。 難易度Ｂ

ａ．オーダエントリーシステムでは，病院内の複数部間における情報の共有を行う。
ｂ．生涯健康情報管理システムでは，複数の医療機関における情報の共有を行う。
ｃ．統合患者情報システムでは，医療機関内のほとんどの患者情報の共有を行う。
ｄ．検査情報システムでは，検査部門内における情報の共有を行う。

問７．電子カルテ入力による診療報酬請求について不適切な記述を次の中から１つ選びなさい。 難易度Ｂ

ａ．過誤や請求漏れを起こしやすいと言われている。
ｂ．画面確認によるレセプトチェック作業を行う。
ｃ．時間外等加算は自動算定されるため，請求時の確認は必要がない。
ｄ．法改定時には，マスターのメンテナンスが必要となる。

問８．電子カルテシステムを導入することによる変化として適切なものを次の中から１つ選びなさい。 難易度Ａ

ａ．統計資料等の作成が複雑化する。
ｂ．人件費が高騰する。
ｃ．診療情報の専有化が進む。
ｄ．医療資材を安価で購入できるようになる。

問９．MEDIS の標準マスターに該当しないものを次の中から１つ選びなさい。 難易度Ｂ

ａ．ICD-10 対応標準病名マスター
ｂ．DICOM
ｃ．医薬品 HOT コードマスター
ｄ．J-MIX

問10．次の説明文が示す語句を選択肢から１つ選びなさい。
通信のやり取りにおいて，通信相手が本人であるか，医師等の資格をもっているかどうか等を電子的に確認し，認証する仕組み。 難易度Ｃ

ａ．バーチャルリアリティシステム
ｂ．マルチベンダ方式
ｃ．公開鍵インフラストラクチャ
ｄ．電子認証システム

2 2023年11月実施 電子カルテオペレーション実務能力認定試験

➡解答・解説は p. 142

試験は必ず実技問題から始めてください。

＜実技問題＞

重要 入力にあたっては，下記の留意事項を必ず確認してください。

1. 代行入力者による**「代行入力機能」**を使用し，医師が**「承認」**を行う形式での入力とする。

2. 代行入力者の操作可能画面は，試験問題の都合により「全て ALL」としている。

3. 外来は**院外処方**，入院は**院内処方**とする。

4. 外来初診時の患者の**【主訴】**等については，**「初診問診」**画面に入力し，カルテに反映させる。

5. **【診療内容】**については，「項目」欄に記載された各項目に対応する「入力内容」欄の記載内容を SOAP 形式の定義等に則り「診察」画面等に入力する。

6. **【入力内容】**欄の「※」を付している項目は，入力するに当たっての指示もしくは留意事項等であり，その記載内容自体は入力しない。

7. 外来の検査及び画像を入力する場合は，システム上対応できないものを除き，**オーダ処理**後，結果確認及び入力を行い，問題の指示に従いカルテに反映させる。

8. 入院の検査及び画像を入力する場合は，システム上対応できないものを除き，**「Sheet」**画面でオーダ設定後，結果確認及び入力を行い，問題の指示に従いカルテに反映させる。

9. 検索しても表示されない項目については，＜フリー入力＞機能または＜全表示＞機能を使用して入力する。

10. 傷病名については，**「病名情報」**画面と**「診察」**画面の両方に入力する。

11. 次回診察日予約については，**予約機能**を使用して入力する。

12. 「入院届出事項等」画面については，入力の必要はない。

13. 「Sheet」画面の「食事せん・外泊」については，入力の必要はない。

14. その他の条件については，問題を参照する。

15. 患者情報等は全て架空のものである。また，症例については，試験用に作成したもので，医学的事実と異なる部分があり，内容は簡略化している。

問1．外来入力問題 **難易度B**

次の条件（令和5年10月分）をもとに，代行入力者としてカルテを入力し，医師の承認を行った後に出力しなさい。

【権限設定（診療所）】

コード	1	2
部門	03　ドクター	10　代行入力者
診療科	01　内科	なし
担当者名 （フリガナ）	鈴木　誠 （スズキ　マコト）	高橋　萌 （タカハシ　モエ）
ID（パスワード）	suzuki（1234）	takahashi（1234）
操作可能画面	全て ALL	全て ALL

【医療機関情報】下記の他必要な条件は全て満たしているものとする。

（施設の概要）
- 診療所
  標榜診療科：内科　他省略

（診療時間）
- 月曜日～金曜日：10:00 ～ 20:00
- 土曜日　　　　：12:00 ～ 17:00
- 日曜日　　　　：休診

（職員等の勤務状況）
- 薬剤師常勤

（届出及び施設基準を満たしている状況等）
- 夜間・早朝等加算

【患者情報】下記以外は入力の必要はないものとする。

ID	2302-1		
氏名（フリガナ）	倉本　啓（クラモト　ケイ）	性別	男性
生年月日	平成2年6月16日	年齢	33歳
保険者番号	138131	記号・番号（枝番）	1327・6938（枝番）
被保険者氏名	倉本　啓	本人・家族	本人
一部負担金割合	3割	職業	自営業

【診療内容】

2023年10月2日（月）18時00分　定期受診

※令和3年1月25日よりてんかんと1型糖尿病で通院中である。
　てんかんを主病とし上記病名を傷病名欄に入力する。

項目	入力内容
主訴	ときどき薬を飲み忘れることがある。
検査	抗てんかん剤（アレビアチン・クランポール末）の血中濃度測定。 （※初回測定は令和3年2月とする。）
検査結果	血中濃度は治療域にあり。
指導	薬は忘れずに飲むように。
院外処方	アレビアチン錠 100mg　3T クランポール末 0.3g （上記2剤）1日3回毎食後14日分 リフィル可（1回）
予約オーダ	令和5年10月16日（月）18時30分 TG，BS，Tcho，LDL–cho，精密眼底検査（両側）予約

2023年10月16日(月)18時30分　予約受診

項目	入力内容
主訴	症状は相変わらず。
検査	※予定通り実施した。
検査結果	TG:116, BS:105, Tcho:212, LDL-cho:132
指導	自己注射は1日2回朝夕食前に1回20単位ずつを継続するように。 血糖値の自己測定も1日2回(月60回)行うように。
予約	令和5年11月6日(月)18時予約

※薬剤等省略

問2．入院入力問題　難易度B

次の条件をもとに，代行入力者としてカルテを入力し，医師の承認を行った後に出力しなさい。

【権限設定（病院)】

コード	1	2
部門	03　ドクター	10　代行入力者
診療科	11　整形外科	なし
担当者名 (フリガナ)	田中　真 (タナカ　マコト)	佐藤　喜代 (サトウ　キヨ)
ID(パスワード)	tanaka(1234)	satou(1234)
操作可能画面	全てALL	全てALL

【医療機関情報】下記の他必要な条件は全て満たしているものとする。

(施設の概要)
・DPC病院以外の一般病院(※許可病床300床，一般病床300床)
　標榜診療科:整形外科　その他省略

(診療時間)
・月曜日～金曜日:9:00～17:00
・土・日曜日　　:休診

(職員等の勤務状況)
・薬剤師常勤

(届出及び施設基準を満たしている状況等)
・画像診断管理加算2
・CT　16列以上64列未満のマルチスライス型機器
・MRI　1.5テスラ以上3テスラ未満の機器

【患者情報】下記以外は入力の必要はないものとする。

ID	2302-2		
氏名(フリガナ)	黒田　愛(クロダ　マナ)	性別	女性
生年月日	平成21年2月1日	年齢	14歳
保険者番号	01148170	記号・番号(枝番)	11・22(枝番)02
被保険者氏名	黒田　愛子	本人・家族	子
一部負担金割合	3割	職業	中学生

【患者属性情報】下記以外は入力の必要はないものとする。

入院日	令和5年10月29日（日）
病棟・病室	3A　305－3

【診療内容】

2023年10月29日(日)14時30分　初診即入院

項目	入力内容
主訴	ダンスの部活動中、部員に抱えられた際に上体から床に落下し右手をついた後胸部を打ったため、救急車で搬送され来院。
画像オーダ	緊急画像診断(14時40分撮影開始) 右手関節デジタル撮影　正面1方向　電子画像管理 右前腕骨デジタル撮影　正面・側面2方向　電子画像管理 肋骨デジタル撮影　正面1方向　電子画像管理
画像結果	※右手の写真を所見に貼り付ける。 ※放射線科医の読影文書報告あり。
傷病名	右橈骨骨折(右橈骨下端)と診断、主病とする。 肋骨骨折は確認されず。
手術	右橈骨に対して骨折非観血的整復術を施行。
処置	右前腕部をギプス固定。
シェーマ	※右肩から腕のシェーマ図を所見に貼り付け、以下のコメントを入れる。 「右橈骨骨折に対して徒手整復を行うが固定安定せず、明日経皮ピンニングを予定。」

2023年10月30日(月)17時00分

項目	入力内容
バイタル	BP:120/85
注射	術前点滴 ペンライブ注500mL　1袋 ザルソロイチン静注10mL　1A メロペネム点滴静注用0.5g「NP」500mg　1瓶
手術	骨折経皮的鋼線刺入固定術(右前腕) キシロカイン注射液1% 10mL 固定用金属ピン　一般用・標準型(1本505円)1本使用
注射	術後点滴　do
主訴	手術が終わってホッとした。早く治してダンスがしたい。

※以下省略

試験は必ず実技問題から始めてください。

＜学科問題＞

問１．電子保存の三原則のうち「見読性の確保策」を選択肢から１つ選びなさい。 難易度A

ａ．患者別等の情報の所在を管理する。
ｂ．作成責任者の認識及び認証を行う。
ｃ．記録媒体の劣化前に情報を新たな記録媒体に複写する。
ｄ．情報保護機能を備える。

問２．患者の症状等を入力する際，事前に登録しておいた症状等のマスタを呼び出し記入欄に貼り込み表示するツールを選択肢から１つ選びなさい。 難易度C

ａ．テンプレート
ｂ．シェーマ
ｃ．サマリー
ｄ．クリティカル・パス

問３．電子カルテシステムの導入によりシステム上の作業とならないものを選択肢から１つ選びなさい。 難易度C

ａ．医師によるレントゲン写真の保存
ｂ．医師による診療録の作成
ｃ．医師による問診票の確認
ｄ．医師による検体の採取

問４．医療情報システムについて不適切な記述を選択肢から１つ選びなさい。 難易度B

ａ．診療録を電子機器で作成するためには必要な要件を満たす必要がある。
ｂ．医師以外の者が電子カルテを入力するためには必要な要件を満たす必要がある。
ｃ．Ｘ線画像データは電子保存することができる。
ｄ．システムサーバは医療機関の敷地内に設置しなければならない。

問５．電子カルテシステムを導入することによる医療機関に起こる変化に当てはまらないものを選択肢から１つ選びなさい。 難易度C

ａ．診療情報を多目的に利用できるようになる。
ｂ．人件費が高騰する。
ｃ．院内業務が効率よく流れるようになる。
ｄ．医療の正確性が向上する。

問６．電子保存システムに備えておくべき機能として不適切なものを選択肢から１つ選びなさい。 難易度Ｂ

ａ．記録された情報の複製を作成する機能
ｂ．情報を速やかに入力する機能
ｃ．確定操作を行うことができる機能
ｄ．不正なアクセスを排除する機能

問７．医師法第二十四条に規定されている「診療録の保存期間」を選択肢から１つ選びなさい。 難易度Ｃ

ａ．１年間
ｂ．３年間
ｃ．５年間
ｄ．７年間

問８．電子カルテシステムと医事会計システムの関係について適切な記述を選択肢から１つ選びなさい。 難易度Ｂ

ａ．電子カルテシステムでのオーダの中止は医事会計システムでの確認は必要ない。
ｂ．電子カルテシステムを導入してもレセプト点検は紙で行う必要がある。
ｃ．医師等が電子カルテに入力した内容が医事会計システムに反映される。
ｄ．電子カルテシステムは医事会計システムとは異なり，診療報酬の改定に際してマスタメンテナンスを必要としない。

問９．電子カルテが紙カルテより優れているとはいえないことを選択肢から１つ選びなさい。 難易度Ｂ

ａ．カルテの共有
ｂ．カルテの入力（記載）
ｃ．カルテの運搬
ｄ．カルテの保管

問10．略語とその意味の組み合わせのうち適切なものを選択肢から１つ選びなさい。 難易度Ｂ

ａ．PACS　：　オーダリングシステム
ｂ．RIS　：　画像保管管理システム
ｃ．ICD　：　国際疾病分類
ｄ．HIS　：　薬剤部門システム

医師事務作業補助者実務能力認定試験
問題

①	2022年10月2日（日）	10:00〜12:00	➡解答・解説は p.146
②	2023年10月1日（日）	10:00〜12:00	➡解答・解説は p.149

- ●参考書，ノート等の資料の持ち込みが可能です。
- ● 2024年4月1日現在の法令，2024年6月現在の診療報酬に準じて解答して下さい。
- ●診療報酬改定に伴い一部出題内容を修正しています。

1 2022年10月実施
医師事務作業補助者実務能力認定試験

➡解答・解説はp. 146

＜学科問題＞

医師事務作業補助者

問１．一般病床のみ200床の保険医療機関における医師事務作業補助体制加算１（20対１）の施設基準について不適切な記述を，選択肢（ａ・ｂ・ｃ・ｄ）の中から１つ選びなさい。 難易度Ｂ

１．他の保険医療機関で医師事務作業補助者として勤務した経験が３年ある者は，「５割以上配置すべき職員」として届け出ることができる。
２．医師事務作業補助者としての勤務経験は，パートタイマー（週20時間勤務）として勤務した期間は除いて算出する。
３．医師事務作業補助体制加算２（20対１）と併せて届け出ることはできない。
４．医師事務作業補助者を10名，そのうち勤務経験３年以上のものを５名配置することで算定できる。

a.（1. 2.）　b.（1. 3.）　c.（2. 4.）　d.（3. 4.）

問２．問 2．医師事務作業補助体制加算を算定する保険医療機関における電子カルテシステムの必須要件ではないものを，選択肢（ａ・ｂ・ｃ・ｄ）の中から１つ選びなさい。 難易度Ｂ

１．入力の利便性を最大限に確保したものでなければならない。
２．電子カルテに加えてオーダリングシステムを導入しなければならない。
３．代行入力機能のないシステムの場合は，医師事務作業補助者は代行入力業務を行うことができない体制にしなければならない。
４．医療情報システムの安全管理に関するガイドラインに準拠した体制を構築しなければならない。

a.（1. 2.）　b.（1. 3.）　c.（2. 4.）　d.（3. 4.）

医療関連法規

問３．保険診療を行う上で必ず実施しなければならないこととして不適切なものを，選択肢（ａ・ｂ・ｃ・ｄ）の中から１つ選びなさい。 難易度Ｂ

１．療養の給付を受ける資格があることの確認は，健康保険法に規定する電子資格確認で行わなければならない。
２．正常分娩のための入院の指示は行わないようにしなければならない。
３．リフィル処方箋を交付する場合は，その使用回数の上限を記載しなければならない。
４．診療を行った場合は，様式第二号に必要事項を記載しなければならない。

a.（1. 2.）　b.（1. 4.）　c.（2. 3.）　d.（3. 4.）

問4．地域医療支援病院について<u>不適切な記述</u>を，選択肢（a・b・c・d）の中から1つ選びなさい。
難易度B

1．特定臨床研究に関する研修を行わなければならない。
2．他の医療機関から紹介された患者に医療を提供しなければならない。
3．高度の医療に関する研修を行わなければならない。
4．一般病床のみ250床の場合，医師を16名以上配置しなければならない。

a.（1．2.）　b.（1．3.）　c.（2．4.）　d.（3．4.）

問5．コ・メディカルスタッフとその法で定められた行為（すべて医師の指示の下に行うものとする）の組み合わせとして適切なものを，選択肢（a・b・c・d）の中から1つ選びなさい。難易度C

1．診療放射線技師　—　放射性同位元素の人体内への挿入
2．臨床検査技師　—　頭皮誘導による脳波検査
3．視能訓練士　—　涙道通水通色素検査
4．臨床工学技士　—　電気的刺激の人体への負荷

a.（1．2.）　b.（1．3.）　c.（2．4.）　d.（3．4.）

医療保険制度等

問6．公費負担医療より医療保険を優先する制度の法別番号を，選択肢（a・b・c・d）の中から1つ選びなさい。難易度B

1．13
2．15
3．20
4．30

a.（1．2.）　b.（1．4.）　c.（2．3.）　d.（3．4.）

問7．医療保険制度について適切な記述を，選択肢（a・b・c・d）の中から1つ選びなさい。
難易度B

1．入院時食事療養費の標準負担額を含む一部負担金が自己負担限度額を超えた場合に，超えた額が高額療養費として給付される。
2．患者の希望により個室に入院した場合は，選定療養として，その個室の費用について医療保険が適用される。
3．療養病床に入院する75歳の患者に対しては，入院時食事療養費に代えて入院時生活療養費が給付される。
4．5年間協会けんぽの被保険者であった者が退職した場合，希望すれば有限ではあるが，そのまま被保険者資格を有することができる。

a.（1. 2.）　b.（1. 3.）　c.（2. 4.）　d.（3. 4.）

ビジネス文書

問8．文書作成について適切な記述を，選択肢（a・b・c・d）の中から1つ選びなさい。難易度C

1．結論は最後に書くようにするとよい。
2．要点は文章形式で記載するとわかりやすくてよい。
3．標題の横に文書の目的を示す言葉を入れるとよい。
4．短い文章にするとよい。

a.（1. 2.）　b.（1. 4.）　c.（2. 3.）　d.（3. 4.）

医学・医薬品・臨床検査の知識

問9．感染症について適切な記述を，選択肢（a・b・c・d）の中から1つ選びなさい。難易度B

1．C型肝炎ウイルスが宿主に侵入すると同時にC型肝炎を発病する。
2．広域抗菌剤は長期に使用することが基本である。
3．感染症に罹患している成人のGCSが15から7になった場合sepsisと判断する。
4．H1N1インフルエンザは主として飛沫感染である。

a.（1. 2.）　b.（1. 3.）　c.（2. 4.）　d.（3. 4.）

問10. 医薬品，医療機器等の品質，有効性及び安全性の確保等に関する法律の規定事項として適切なものを，選択肢（a・b・c・d）の中から１つ選びなさい。 難易度C

1．すでに承認された医薬品と有効成分，分量，用法，用量，効能効果が同じものを一般用医薬品とすること。
2．劇薬は，直接の容器や被包に「赤字に白枠白地」で品名と「劇」の文字を記載して保管しなければならないこと。
3．日本薬局方に収められているものを医薬品とすること。
4．薬価基準に収載されているものを原則として医療用医薬品とすること。

a.（1. 2.）　b.（1. 4.）　c.（2. 3.）　d.（3. 4.）

問11. 次のうち不適切な記述を，選択肢（a・b・c・d）の中から１つ選びなさい。 難易度B

1．尿意を催してから出るまでに時間がかかるものを遷延性排尿という。
2．不揮発性酸が減少し塩基が過剰となった状態を代謝性アシドーシスといい，糖尿病の症状である。
3．骨芽細胞による骨吸収と破骨細胞による骨形成のバランスがくずれると骨量が減少する。
4．仰臥位で股関節を屈曲した状態で膝関節を伸展させると，抵抗や疼痛を感じる状態をケルニッヒ徴候という。

a.（1. 2.）　b.（1. 4.）　c.（2. 3.）　d.（3. 4.）

問12. 次のうち適切な記述を，選択肢（a・b・c・d）の中から１つ選びなさい。 難易度C

1．Hunt and Kosnik 分類の Grade Ⅲでは，意識レベルが深昏睡状態で除脳硬直を示し，瀕死の様相を示す。
2．診察室における収縮期血圧 145mmHg，拡張期血圧 95mmHg の場合，Ⅰ度高血圧となる。
3．2度房室ブロックでは，心電図において P 波と QRS 波の間隔が長くなる。
4．HDL コレステロール値が 35mg/dL の場合，低 HDL コレステロール血症となる。

a.（1. 2.）　b.（1. 3.）　c.（2. 4.）　d.（3. 4.）

問13. 病期0と診断されない悪性新生物を，選択肢（a・b・c・d）の中から１つ選びなさい（リンパ節への転移や遠隔転移はないものとする）。 難易度B

1．がんが粘膜，粘膜下層にとどまっている MK（Magen Krebs）
2．がんが粘膜内にとどまっている OK（Oesophaguskrebs）
3．がんが粘膜内にとどまっている CC（colorectal cancer）
4．大きさが 2cm 以下の PK（Pankreas Krebs）

a.（1. 2.）　b.（1. 4.）　c.（2. 3.）　d.（3. 4.）

医師事務問題 1 2

問14. 疾患の治療方法として不適切なものを，選択肢（a・b・c・d）の中から1つ選びなさい。 難易度B

1．ALL の寛解導入療法では，シタラビン大量療法等を行う。
2．鉄欠乏性貧血では，クエン酸第一鉄ナトリウムが処方される。
3．エンドアテレクトミーは，狭心症で行われることのある手術である。
4．胆のう結石で痛みがない場合は，腹腔鏡下胆のう摘出術の適応となる。

a.（1. 2.） b.（1. 4.） c.（2. 3.） d.（3. 4.）

医療安全管理と個人情報の保護

問15. 医療事故調査・支援センターについて不適切な記述を，選択肢（a・b・c・d）の中から1つ選びなさい。 難易度B

1．診療行為に関連した死亡例が発生した場合は，院内において遺族に対して行う説明に先んじてその調査を行う機関である。
2．院内における調査は，この機関の調査の妨げにならないよう最小限にとどめなければならない。
3．医療事故調査に従事する者に対し，その知識や技能に関する研修を行う機関である。
4．医療事故の調査が終了したら，その結果を医療機関の管理者だけでなく遺族にも報告する義務を負う。

a.（1. 2.） b.（1. 3.） c.（2. 4.） d.（3. 4.）

問16. 個人情報の保護について適切な記述を，選択肢（a・b・c・d）の中から1つ選びなさい。 難易度C

1．医療機関が，個人関連情報を第三者に提供する場合は，提供先に本人の同意を得ていることを確認しなければならない。
2．仮名加工情報とは，他の情報と照合しない限り個人を特定できないように加工した情報のことである。
3．匿名加工情報は，容易に再認識できるようにしておかなければならない。
4．医療機関においては，データベースに登録されていない情報は，個人情報として取扱う必要はない。

a.（1. 2.） b.（1. 3.） c.（2. 4.） d.（3. 4.）

診療記録と電子カルテシステム

問17. 診療記録を電子的に保存するための要件として適切なものを，選択肢（a・b・c・d）の中から1つ選びなさい。 **難易度B**

1．認証の際には，パスワードだけではなくその他の項目を加えた体制にしなければならない。
2．サーバ攻撃を受けた場合は，厚生労働省へ連絡しなければならない。
3．サーバは，最小限の予備能力で運用しなければならない。
4．システムアップデートは，半年に1回行わなければならない。

a.（1. 2.）　b.（1. 3.）　c.（2. 4.）　d.（3. 4.）

問18. HISに関連する記述として<u>不適切なもの</u>を，選択肢（a・b・c・d）の中から1つ選びなさい。 **難易度B**

1．電子カルテシステムを分割しそれぞれの部門システムが構築された。
2．オーダリングシステムに入力されただけの情報は診療記録とはみなされない。
3．DICOMを用いて画像データを送受信することが推奨されている。
4．医療機関は，薬局と連携して患者を支えるためにPACSを活用している。

a.（1. 2.）　b.（1. 4.）　c.（2. 3.）　d.（3. 4.）

問19. Malcolm.Thomas.MacEachernの『Hospital Organization and Management』において言及されている診療記録の価値について，<u>不適切なもの</u>を選択肢（a・b・c・d）の中から1つ選びなさい。 **難易度B**

a．医療を効率的に提供することができる。
b．医療事故の防止につなげることができる。
c．診療報酬を請求する際の根拠となる。
d．感染症が蔓延したときの行政対応の資料となる。

文書作成

問20. 死体検案書の記載方法として適切な記述を，選択肢（a・b・c・d）の中から1つ選びなさい。 **難易度C**

1．生年月日が不詳の場合は，その欄に「不詳」と記載する。
2．傷害が老人ホームで発生した場合は，「外因死の追加事項」欄で「1住居」を丸で囲む。
3．「死亡の原因Ｉ」欄では，病原体名や性状についても記載する。
4．死亡診断書の「診断」や「診断書」の文字4箇所を二重線で抹消して使用する。

a.（1. 2.）　b.（1. 4.）　c.（2. 3.）　d.（3. 4.）

<実技問題>（令和６年６月現在に準じて作成）

重要　以下の条件を必ず確認し，症例から文書を作成しなさい。

問１　SOAP 形式の経過記録　**難易度Ｂ**

・2022 年（令和４年）８月４日分について解答用紙に指示のある箇所のみ記載する。
・解答用紙は SOAP 欄を区切っているが，記載事項がない場合もあり得る。
・「※」の付してある項目については，記載しない。
・血液検査の結果については，別紙「検査結果」の中から異常を示している項目，測定値，単位及び高低を抜粋して記載する。

問２　診療情報提供書　**難易度Ｂ**

・すずき内科宛の「診療情報提供書」を作成する。
・「診療情報提供書」について確認し，解答用紙に指示のある箇所のみ記載する。
・解答用紙に指示のある箇所であっても，記載事項がない場合もあり得る。
・年号を記載する必要がある場合は，西暦か和暦かのどちらか一方を記載し，和暦を使用する場合は各自で元号を付す。

問３　指定居宅介護支援事業所向け診療情報提供書　**難易度Ｂ**

・いきいきケアサービス宛の「診療情報提供書」を作成する。
・「指定居宅介護支援事業所向け診療情報提供書」について確認し，解答用紙に指示のある箇所のみ記載する。
・解答用紙に指示のある箇所であっても，記載事項がない場合もあり得る。
・年号を記載する必要がある場合は，西暦か和暦かのどちらか一方を記載し，和暦を使用する場合は各自で元号を付す。

※症例は，試験のために作成したもので医学的事実と異なる部分があり，内容を簡略化している。
※症例中の薬剤については，文書作成に必要なものを除き，すべて省略している。

【78 歳男性の症例】要介護１の認定を受けているものとする。

2022 年（令和４年）８月３日（水）　初診即入院

問診結果（一部抜粋）

2012 年（平成 24 年）８月頃から、高血圧ですずき内科から薬をもらっている。
2015 年（平成 27 年）１月頃、右視床出血で左半身に麻痺が残っているが杖を使えば歩くことができる。
2018 年（平成 30 年）３月頃、胃癌で胃全摘術を受けて、食事の量は減ったが完治したと思っている。
2022 年（令和４年）６月頃から、食事を食べる順番、時間感覚、発言がおかしいことがあるとホームヘルパーから指摘されていた。
２週間前からおかしな行動がさらに目立つようになり、少し前のことも覚えていられなくなり、アルツハイマー病の鑑別診断のため、すずき内科からの紹介状を持参して受診した。（すずき内科は、結果報告を希望している。）
母親がアルツハイマー病だったので、遺伝かもしれないと思っている。
タバコは１日 20 本 40 年吸っていたが、７年程前に禁煙し、今は吸っていない。
お酒は１日缶ビール（350mL）１本程度、今も飲んでいる。

新しく体験したことを覚えることができなくなるというのは、認知症の一症状であること、アルツハイマー病の他にも頭のケガ、お酒の飲み過ぎ、うつ病や感染症、甲状腺の病気、飲んでいる薬でも認知症状を来すことがあること、治療可能なものもあるため入院して詳しい検査が必要であることを説明した。

入院時、BP 105/60mmHg、PR 83/min、BT 37.5℃、SpO_2 93、HR 14 回 /min だった。
嗄声はなく皮膚の乾燥もみられないが、甲状腺機能検査をオーダすることとした。
屋内での生活は概ね自立しているが、介助なしには外出できないため、そもそも外出の頻度が少なく日中も寝たり起きたりの生活（ランク A2）とのことだったが、運動神経は、もとの左麻痺以外に所見はなく、明らかなパーキンソニズムも確認できなかった。

視床出血の既往があるので、血管性認知症の鑑別診断のため、明日、頭部の CT 及び MRI の予約を入れた。

HDS-R を実施したところ 5/30 点で、現時点では家庭内においても日常生活に支障を来すような症状、行動や意志疎通の困難さが多少みられるが、誰かが注意していれば自立できる状態（ランクⅡ b）であり、症状が急に発症していることから AD は考えにくい。
最近転倒したかを確認したがそれもなく、アルコールの飲み過ぎもないため、慢性硬膜下血腫も否定された。

気分の落ち込みや興味関心の喪失について確認し、うつ病スクリーニングを実施したが、うつ病も否定された。

頭痛や嘔吐がないか確認したところ自覚はないようだが、微熱もあるので、ヘルペス脳炎の除外診断のため、明日、髄液の HSV-DNA PCR を実施することにした。

最近薬が増えたり、新しい薬に変更したりしたかを聞いたところ、お薬手帳を持参していたため、確認した。

2022 年（令和 4 年）8 月 2 日調剤 エナラプリルマレイン酸塩 5mg 錠 1T アムロジピンベシル酸塩 5mg 錠 1T　　1 日 1 回朝食後 1T ずつ　28 日分

1 年以上、上記薬が継続処方されており、薬剤による記銘力の低下は考えにくい。

採血し、血算、血糖、甲状腺機能検査、血清電解質、肝機能検査、腎機能検査、血清ビタミン B_{12} をオーダした。

2022 年（令和 4 年）8 月 4 日（木）

看護師より、患者が朝から病院にいることがわからずパニック状態になったとの報告があった。

頭部 CT 及び MRI の放射線科医による読影報告書によると、7 年前の右視床出血の痕以外に所見なしとのことだった。（※詳細別紙省略）

血液検査の結果は、別紙の通りだった。
好中球過分葉がみられた。
肝機能、腎機能、電解質に異常はなかった。

腰椎穿刺を行っているので、本日は床上安静を指示した。
明日、HSV-DNA PCR の結果と今後の治療方針を説明すると伝えた。

2022年（令和4年）8月5日（金）

看護師より、患者が本日も朝からパニック状態になったとの報告があった。

HSV-DNA PCRは異常なく、すべての検査の結果からビタミンB_{12}欠乏症による精神神経障害と診断した。おそらく胃全摘後の後遺症と考えられる。

本日から、1週間毎日メコバラミン0.5mg 1Aを静注することにした。
患者の状態が不安定なため、1週間は入院を継続するよう指示した。

すずき内科からの依頼もあり、患者は、退院したらまたすずき内科にお世話になりたいとのことで、患者の了承を得て、診断結果報告書を送付した。
当院での治療が落ち着いた時点で、再度診療情報提供予定とする。

また、患者を担当している「いきいきケアサービス」のケアマネジャーから今後の介護サービスについて問い合わせがあった。
現在は、週に1回の訪問介護とのことだが、閉じこもっていると移動能力の低下、転倒・骨折の可能性もあるため、通所リハビリテーションにより外出の機会が増え、生活機能の維持が期待できること、また、胃全摘後の鉄やビタミン不足を補う食生活にするため栄養指導が必要である旨を回答し、退院時に患者に説明の上、診療情報提供書を交付することとした。

2022年（令和4年）8月12日（金）　退院

患者の状態が落ち着いてきたため、退院となった。
今後は、メコバラミン0.5mg 1Aの筋注を週2回で4週間継続し、様子をみて、メコバラミンと鉄剤の内服に切り替える方針とした。
高血圧については、内服でコントロール良好のためこのまま継続とするが、服用薬が増えることで、飲み忘れや飲み間違いが起こらないよう、情報共有が重要と判断した。
なるべく外に出る機会を設けた方が良いこと、鉄分やビタミンを多く含む食生活にすること等、一人では対応が難しいこともあるので、介護サービスの利用を勧め、予定通り、いきいきケアサービス宛に診療情報提供書を交付した。

以下省略（※）

別紙　検査結果　　　　採血日　2022年（令和4年）8月3日

検査項目	測定値	単位	検査項目	測定値	単位
白血球数（WBC）	7210	/μL	カルシウム	8.8	mg/dL
赤血球数（RBC）	↓ 3.82	$\times 10^6/\mu L$	総蛋白	7.1	g/dL
血色素量（Hb）	↑ 18.6	g/dL	AST	15	U/L
ヘマトクリット（Ht）	↓ 40.1	%	ALT	11	U/L
MCV	↑ 105.2	fL	ALP	125	U/L
MCH	↑ 48.6	Pg	γ-GT	35	U/L
MCHC	↑ 46.3	%	尿素窒素	12	mg/dL
血小板数（Plt）	28.9	×10000/μL	クレアチニン	0.65	mg/dL
網赤血球数（Ret）	↓ 0.075	%	中性脂肪	138	mg/dL
血糖	90	mg/dL	総コレステロール	218	mg/dL
TSH	1.3	μIU/mL	HDL コレステロール	90	mg/dL
FT_3	4.0	pg/mL	LDL コレステロール	128	mg/dL
FT_4	1.2	ng/dL	ビタミン B_{12}	↓ 53	pg/mL
ナトリウム	137	mEq/L	葉酸	3.6	ng/mL
クロール	99	mEq/L	フェリチン	↓ 10.3	ng/mL
カリウム	3.8	mEq/L	鉄	51	μg/dL

医師事務作業補助者実務能力認定試験　実技問題問1　解答用紙

受験番号

氏名

SOAP 形式の経過記録

【S】

【O】

【A】

【P】

医師事務作業補助者実務能力認定試験　実技問題問2　解答用紙

受験番号		氏名	

診療情報提供書

○「交付日」欄

○「傷病名」欄

○「所見及び診断」欄

○「今後の診療に関する情報」欄

医師事務作業補助者実務能力認定試験　実技問題問3　解答用紙

受験番号		氏名	

指定居宅介護支援事業所向け診療情報提供書

○「患者の病状」欄

診断名
1　発症年月日
2　発症年月日
3　発症年月日

生活機能低下の直接の原因となっている傷病又は特定疾病の経過及び投薬内容を含む治療内容

日常生活の自立度等について
・障害高齢者の日常生活自立度　□自立　□J1　□J2　□A1　□A2　□B1　□B2　□C1　□C2
・認知症高齢者の日常生活自立度　□自立　□Ⅰ　□Ⅱa　□Ⅱb　□Ⅲa　□Ⅲb　□Ⅳ　□M

○「介護サービスを利用する上での留意点、介護方法等」欄

現在あるかまたは今後発生の可能性の高い生活機能の低下とその対処方針
□尿失禁　□転倒・骨折　□移動能力の低下　□褥瘡　□心肺機能の低下　□閉じこもり　□意欲低下
□徘徊　□低栄養　□摂食・嚥下機能低下　□脱水　□易感染性　□がん等による疼痛
□その他（　　　　　　）

→対処方針（　　　　　　）

サービス利用による生活機能の維持・改善の見通し
□期待できる　□期待できない　□不明

サービスの必要性
□訪問診療　□訪問看護　□訪問歯科診療　□訪問薬剤管理指導
□訪問リハビリテーション　□短期入所療養介護　□訪問歯科衛生指導　□訪問栄養食事指導
□通所リハビリテーション　□その他の医療系サービス

サービス提供時における医学的観点からの留意事項
血圧　☑あり（　　　　　　）
移動　☑あり（　　　　　　）
摂食　☑あり（　　　　　　）

2 2023年10月実施
医師事務作業補助者実務能力認定試験

➡解答・解説はp. 149

＜学科問題＞

医師事務作業補助者

問1．医師事務作業補助体制加算の施設基準における緊急入院患者として数えられない者を，選択肢（a・b・c・d）の中から1つ選びなさい。 **難易度B**

1．数年前より高血圧で通院中，脳卒中の疑いで緊急再診し，t-PA療法の適応と判断され緊急入院した患者
2．乳癌治療中の妊産婦が総合周産期母子医療センターに緊急入院，出産して生まれた子
3．一時的に意識障害の状態で緊急来院したが，入院の必要性は低いと判断されそのまま帰宅した患者
4．A病院分院からA病院本院に救急搬送され，緊急入院した患者

a．(1．2．)　b．(1．3．)　c．(2．4．)　d．(3．4．)

問2．深夜に身体の不調を訴えた患者を受け入れる施設について不適切な記述を，選択肢（a・b・c・d）の中から1つ選びなさい。 **難易度C**

1．施設は都道府県ごとに整備されているが，災害時等にはその枠を超えてEMISが構築されている。
2．二次救急医療を提供する施設として，へき地医療拠点病院が整備されている。
3．軽症患者に対応するため，休日夜間急患センターが整備されている。
4．三次救急医療を提供する施設として，病院群輪番制病院が整備されている。

a．(1．2．)　b．(1．3．)　c．(2．4．)　d．(3．4．)

医療関連法規

問3．医療法で定められた病床の種別ではないものを，選択肢（a・b・c・d）の中から1つ選びなさい。 **難易度C**

1．感染症病床
2．療養病床
3．緩和ケア病床
4．リハビリテーション病床

a．(1．2．)　b．(1．4．)　c．(2．3．)　d．(3．4．)

問4．医療従事者の業務として不適切な記述を，選択肢（a・b・c・d）の中から1つ選びなさい。 難易度B

1．診療放射線技師は，アルファ線を人体に対して照射することができる。
2．精神保健福祉士は，措置入院が必要かどうかの判定をする。
3．医師は，傷病者に対して療養上の世話を行うことができる。
4．理学療法士は，身体に障害のある者に対して，応用的動作能力の回復を図るための訓練を行う。

a.（1. 2.）　b.（1. 3.）　c.（2. 4.）　d.（3. 4.）

問5．特定機能病院が備えておかなければならない診療に関する諸記録として適切なものを，選択肢（a・b・c・d）の中から1つ選びなさい。 難易度C

1．入院診療計画書
2．手術記録
3．死亡診断書
4．出生証明書

a.（1. 2.）　b.（1. 3.）　c.（2. 4.）　d.（3. 4.）

医療保険制度等

問6．医療保険給付について不適切な記述を，選択肢（a・b・c・d）の中から1つ選びなさい。 難易度C

1．鍼灸院で針治療を受けた場合は，理由を問わず療養費が給付される。
2．被保険者が療養のため4日以上欠勤し，給与が支払われない場合に，傷病手当金が給付される。
3．500床の病院に紹介状を持たずに感冒で受診した場合は，選定療養として患者は特別料金を支払わなければならない。
4．末期がん患者である被扶養者が訪問看護ステーションからの訪問看護を受けた場合は，医療保険の給付は受けられない。

a.（1. 2.）　b.（1. 4.）　c.（2. 3.）　d.（3. 4.）

問7．次のうち適切な記述を，選択肢（a・b・c・d）の中から1つ選びなさい。 難易度B

1．療育医療とは，結核で指定医療機関に入院している18歳未満の者が受けられる医療と教育のことである。
2．養育医療とは，指定医療機関に入院している未熟児に対して行われる医療のことである。
3．育成医療とは，18歳以上の障害者に対して提供される生活の能力を得るために必要な自立支援医療のことである。
4．更生医療とは，難病の患者に対して療養生活の質の維持向上のために提供される医療のことである。

a.（1. 2.）　b.（1. 3.）　c.（2. 4.）　d.（3. 4.）

ビジネス文書

問8．ビジネスメールについて適切な記述を，選択肢（a・b・c・d）の中から1つ選びなさい。**難易度C**

1．電子メールのメリットは，電子データとして記録に残ることである。
2．院外メールは，院外文書に準じて作成するため前文から入力する。
3．「BCC」欄にメールアドレスを入れることで，その電子メールの内容を共有している人が誰なのかがわかる。
4．金銭がからむような内容の場合等，必ずしも電子メールで送る方が良いとはいえない場合もある。

a.（1．2.）　b.（1．4.）　c.（2．3.）　d.（3．4.）

医学・医薬品・臨床検査の知識

問9．疾患とそれに対する検査について適切な記述を，選択肢（a・b・c・d）の中から1つ選びなさい。
難易度C

1．骨髄像は，鉄欠乏性貧血の診断に必須の検査である。
2．長谷川式簡易知能評価スケールで16点だった場合，ダウン症候群と診断される。
3．眼底検査は，眼科的疾患以外に本態性高血圧症等でも行われる。
4．肺気量分画測定やフローボリュームカーブは，呼吸器疾患で行われる。

a.（1．2.）　b.（1．3.）　c.（2．4.）　d.（3．4.）

問10．薬効について適切な記述を，選択肢（a・b・c・d）の中から1つ選びなさい。**難易度C**

1．テオフィリンは含嗽剤である。
2．ジフェンヒドラミン塩酸塩は抗ヒスタミン剤である。
3．デキサメタゾンは副腎ホルモン剤である。
4．レボドパは鎮咳剤である。

a.（1．2.）　b.（1．4.）　c.（2．3.）　d.（3．4.）

問11．疾患とその治療方法について不適切な記述を，選択肢（a・b・c・d）の中から1つ選びなさい。
難易度B

1．CKDと診断された場合，透析療法が必須である。
2．腰椎椎間板ヘルニアで疼痛がひどい場合，神経ブロックを行うことがある。
3．急性膵炎では，絶飲食により安静にすることが重要である。
4．脳梗塞では，冠動脈の形成術やステント留置術等が行われる。

a.（1．2.）　b.（1．4.）　c.（2．3.）　d.（3．4.）

問12. 検査について適切な記述を，選択肢（a・b・c・d）の中から1つ選びなさい。 難易度B

1．WBCの共用基準範囲の上限は8600 μL である。
2．血糖値の共用基準範囲の下限は73mg/dL である。
3．診察室における収縮期血圧は80mmHg 未満が正常である。
4．安静時の脈拍数は1分間に100回である。

a.（1. 2.）　b.（1. 3.）　c.（2. 4.）　d.（3. 4.）

問13. 注射について適切な記述を，選択肢（a・b・c・d）の中から1つ選びなさい。 難易度C

1．点滴とは，皮下組織に薬剤を投与し毛細血管から吸収させる注射である。
2．薬剤を直接静脈内に投与する方法は，作用の発現が遅いことが欠点である。
3．注射は吸入に比べて用量が正確に調整できる。
4．筋肉内注射は，多少刺激性のある薬剤であっても投与できる。

a.（1. 2.）　b.（1. 4.）　c.（2. 3.）　d.（3. 4.）

問14. RA（rheumatoid arthritis）について不適切な記述を，選択肢（a・b・c・d）の中から1つ選びなさい。 難易度B

1．免疫の異常によって関節内に炎症がおこる疾患である。
2．抗TNF製剤が治療の第一選択である。
3．初期症状である関節痛は，複数の関節に同時に起こることが多い。
4．抗CCP抗体は，この疾患に高感度，高特異度の血液検査である。

a.（1. 2.）　b.（1. 4.）　c.（2. 3.）　d.（3. 4.）

医療安全管理と個人情報の保護

問15. 医療事故防止委員会について不適切な記述を，選択肢（a・b・c・d）の中から1つ選びなさい。 難易度C

1．国家資格を持つ医療従事者で構成される。
2．月1回程度開催する。
3．委員長は臨床研修等修了医師でなければならない。
4．院内規程を整備する。

a.（1. 2.）　b.（1. 3.）　c.（2. 4.）　d.（3. 4.）

問16. 個人情報取扱事業者としての医療機関の義務について適切な記述を，選択肢（a・b・c・d）の中から1つ選びなさい。 難易度C

1．児童虐待の事実を警察に届け出る場合は，保護者の同意は必要がない。
2．個人データが漏洩した場合は，本人に通知しなければならない。
3．審査支払機関に請求書類を提出する場合は，その都度，患者の同意を得なければならない。
4．個人データは，一度取得したら削除することはできない。

a.（1. 2.）　b.（1. 3.）　c.（2. 4.）　d.（3. 4.）

診療記録と電子カルテシステム

問17. クリティカル・パスについて適切な記述を，選択肢（a・b・c・d）の中から1つ選びなさい。 難易度C

1．運用は医療法で義務づけられている。
2．すべての手術について運用されている。
3．患者用は，入院診療計画書を代用することができる。
4．運用することでEBMの促進につながる。

a.（1. 2.）　b.（1. 3.）　c.（2. 4.）　d.（3. 4.）

問18. 診療録を電子的に保存するための要件として適切な記述を，選択肢（a・b・c・d）の中から1つ選びなさい。 難易度C

1．記録媒体や記録機器の取り扱いについては，運用管理規程を整備しなければならない。
2．どのような保存システムであっても，医師以外の者に入力させることができるようにしなければならない。
3．一旦確定保存した診療録は，理由を問わず更新できないようにしなければならない。
4．目的に応じて速やかに検索結果を画面に表示できるようにしなければならない。

a.（1. 2.）　b.（1. 4.）　c.（2. 3.）　d.（3. 4.）

問19. POMRの作成について不適切な記述を，選択肢（a・b・c・d）の中から1つ選びなさい。 難易度B

1．POMRは，患者の抱えている問題ごとにDx，Tx，Exを立てることからはじめる。
2．患者の入院時等には，現病歴だけではなく家族歴や社会歴等も収集する。
3．患者の抱える問題を洗い出す際には，心理的問題についても挙げる。
4．患者の問題についての経過は，大きな変化があった際に記録する。

a.（1. 2.）　b.（1. 4.）　c.（2. 3.）　d.（3. 4.）

文書作成

問20. 出生証明書の記載について適切な記述を，選択肢（a・b・c・d）の中から１つ選びなさい。 難易度C

1．医師と助産師の両名が出産に立ち会った場合は，医師が証明する。
2．出産に立ち会った者が医師や助産師以外の場合は，体重が分からなければ記載を省略できる。
3．夜の 12 時に生まれた場合は，「午後０時」と記載する。
4．双子の場合は，まとめて１枚の証明書に記載できる。

a.（1. 2.）　b.（1. 4.）　c.（2. 3.）　d.（3. 4.）

＜実技問題＞（令和６年６月現在に準じて作成）

重要　以下の条件を必ず確認し，症例から文書を作成しなさい。

問１．SOAP 形式の経過記録　**難易度Ｂ**
- 2023 年（令和５年）６月 13 日分について解答用紙に指示のある箇所のみ記載する。
- 解答用紙は SOAP 欄を区切っているが，記載事項がない場合もあり得る。
- 「※」の付してある項目については記載しない。

問２．診療情報提供書　**難易度Ｂ**
- ワタナベ内科クリニック宛の「診療情報提供書」を作成する。
- 「診療情報提供書」について確認し，解答用紙に指示のある箇所のみ記載する。
- 解答用紙に指示のある箇所であっても，記載事項がない場合もあり得る。
- 年号を記載する必要がある場合は，西暦か和暦かのどちらか一方を記載し，和暦を使用する場合は各自で元号を付す。

問３．傷病手当金申請書　**難易度Ｂ**
- 「傷病手当金申請書」について確認し，解答用紙に指示のある箇所のみ記載する。
- 解答用紙に指示のある箇所であっても，記載事項がない場合もあり得る。
- 年号を記載する必要がある場合は，西暦か和暦かのどちらか一方を記載し，和暦を使用する場合は各自で元号を付す。
- 労務不能期間は 2023 年（令和５年）７月４日から同 18 日とする。

※症例は，試験のために作成したもので医学的事実と異なる部分があり，内容を簡略化している。
※症例中の薬剤については，文書作成に必要なものを除き，すべて省略している。

【35 歳女性の症例】

2023 年（令和５年）６月 13 日（火）　初診

患者は、声がかすれるということで、ワタナベ内科クリニックからの診療情報提供書を持参して受診した。身体は元気だが声だけがかすれて、のどに違和感があるため、咳払いを何度もしてしまうとのことだった。

ワタナベ内科クリニックからの診療情報提供書（一部抜粋）以下枠内※

目的：声帯ポリープの疑いがあり、精査加療を依頼。
経過：６月５日、咳嗽と発熱で来院、感冒の診断で鎮咳剤と解熱剤を３日分処方。
６月９日、嗄声だけが治らず再来院。幼稚園の先生という職業柄、日常的に大きな声を出すことがあるようで、以前から少し喉頭に違和感があったとのこと。
備考：経過の情報提供を希望。

喉頭ファイバースコピーを実施したところ、右の声帯に大きめのポリープがあり、炎症を起こして出血が診られたため、手術を勧めた。

患者は、職業柄、これからも常時大きな声を出すので、きちんと治したいとの希望があり、7月4日入院し、翌日全身麻酔下で直達喉頭鏡による声帯ポリープ切除術を行うこととし、ワタナベ内科クリニックへその旨、情報提供した。

この手術では、金属の管を口に入れるため圧迫による歯に対する影響があるかもしれないこと、術後5日間の沈黙療法が必須であるため、1週間から10日程度の入院期間になることを説明した。

2023年（令和5年）7月4日（火）　入院

患者は、声は相変わらずかすれているが、それ以外は気になることはないとのことだった。

2023年（令和5年）7月5日（水）

午前10時から、全身麻酔下で直達喉頭鏡による声帯ポリープ切除術を実施し、無事終了した。
採取した組織は、声帯腫瘍の鑑別のため組織検査を依頼した。
術後退院までは発声は禁止、ささやき声がのどには一番良くないので、筆談を指示した。

2023年（令和5年）7月6日（木）～10日（月）　入院中

患者は、あまり痛みも感じず、声を出せないこと以外は問題ないとのことだった。
毎日、抗生剤の点滴を行った。

2023年（令和5年）7月11日（火）　退院

次回は、1週間後に外来受診とするが、それまでは重労働を避け、禁酒禁煙を守り、刺激物を避けるよう指導した。
また、強い声や大きな声は出さないようにする必要があるため、職業柄できればそれまでは仕事を休むよう指示した。

2023年（令和5年）7月18日（火）　再診

患者は、指示通り休職し、大きな声も出しておらず、体調も悪くないとのことだった。
診察したところ、特に問題はなさそうなので職場復帰を許可した。
患者の依頼により傷病手当金意見書を記載し交付した。

以下省略（※）

医師事務作業補助者実務能力認定試験　実技問題問1　解答用紙

受験番号		氏名	

SOAP 形式の経過記録

【S】	
【O】	
【A】	
【P】	

医師事務作業補助者実務能力認定試験　実技問題問2　解答用紙

受験番号		氏名	

診療情報提供書

○「交付日」欄

○「傷病名」欄

○「紹介目的」欄

○「症状経過、検査結果及び治療経過」欄

○「備考」欄

医師事務作業補助者実務能力認定試験　実技問題問3　解答用紙

受験番号		氏名	

傷病手当金申請書

○「傷病名」欄「初診日」欄

傷病名	(1)	初診日	(1)　　年　　月　　日
	(2)		(2)　　年　　月　　日

○「労務不能と認めた期間」欄

年　　月　　日　から　　年　　月　　日までの　　日間

○「入院期間」欄

年　　月　　日　から　　年　　月　　日までの　　日間

○「診療実日数」欄

診療実日数	月	診療日及び入院していた日を丸で囲む
日	月	1 2 3 4 5 6 7 8 9 10 11 12 13 14 15 16 17 18 19 20 21 22 23 24 25 26 27 28 29 30 31
	月	1 2 3 4 5 6 7 8 9 10 11 12 13 14 15 16 17 18 19 20 21 22 23 24 25 26 27 28 29 30 31

○「上記期間中における「主たる症状および経過」「治療内容、検査結果、療養指導」等」欄

	手術年月日	年　　月　　日
	退院年月日	年　　月　　日

○「症状経過からみて従来の職種について労務不能と認められた医学的な所見」欄

○「記載日」欄

上記の通り相違ありません。	年　　月　　日

医師事務問題 ① ②

医科２級医療事務実務能力認定試験
解答・解説

◇1	2022 年 11 月 13 日（日）	10:00～12:00	➡問題は p. 2
◇2	2023 年 11 月 12 日（日）	10:00～12:00	➡問題は p. 13

医科2級医療事務実務能力認定試験〔解答・解説〕

➡問題はp. 2

学科問題

問1　b

共済組合とは，国家公務員・地方公務員・私立学校の職員等とその被扶養者が加入する制度です。主に公務員や私立学校の教職員へ医療保険・年金基金などの社会保障を提供する社会保険組合のことを言います。

民間のサラリーマンが加入する医療保険は，会社の規模や事業内容によって共済組合以外の3つに大別されます。①健康保険組合（主に大企業の従業員，その家族が対象），②協会けんぽ（主に中小企業を中心とした従業員とその家族が対象），③国民健康保険組合（国保組合）〔特定の業種（建設業，税理士など）が対象〕となります。

問2　a

病院，診療所が保険診療を行う場合，厚生労働大臣による「保険医療機関の指定」を受ける必要があります。この指定を受けなければ，診療報酬の請求を行うことができません（健康保険法第65条第1項・第2項）。

問3　b

保険医療機関の指定は，「指定の日から起算して6年を経過したときは，その効力を失う」と規定されています（健康保険法第68条）。指定の有効期間は指定の日から起算して6年です。保険医療機関は，指定の効力を失う日の前6か月から同日前3か月までの間に更新の申出申請を行います。なお，病床のない保険医療機関が指定の効力を失う前に申出をしないときは，指定の申請があったものとみなされますので，自動的に更新されます。

問4　b

新医薬品で，薬価基準収載月の翌月の初日から起算して1年（厚生労働大臣が指定するものにあっては，厚生労働大臣が指定する期間）を経過していないものは，14日分を限度として算定します（「保険医療機関及び保険医療養担当規則第20条の2「へ」「2　投与期間に上限が設けられている医薬品」(1) ハ）。通常，新規に薬価収載された医薬品は薬価収載から1年間は，1回の処方で14日間の処方日数制限がつきます。

問5　c

「保険外併用療養費」の問題です。日本の医療保険制度では，健康保険が適用されない保険外診療を受けると保険が適用される診療も含めて，医療費の全額が自己負担となります。ただ，保険外診療を受ける場合でも，厚生労働大臣の定める評価療養，患者申出療養，選定療養は，保険診療との併用が認められています。通常の治療と共通する部分（診察・検査・投薬・入院料等）の費用は，一般の保険診療と同様に扱われ，その部分については一部負担金を支払うこととなり，残りの額は「保険外併用療養費」として健康保険から給付が行われます。

a. 予約診療として特別の料金を徴収する予約患者の数は，医師1人につき1日に概ね40人が限度となります。

b. 予約診察による特別の料金は，予約時間から30分程度以上患者を待たせた場合には，徴収できません。

c. 正しい。なお，国の公費負担医療制度の受給対象者についても同様です。

d. 保険外併用療養費の支給対象となりません。保険外併用の対象となる治験は，患者に対する情報提供を前提として，患者の自由な選択と文書により同意がなされたものに限られます。治験の内容を患者に説明することが医療上好ましくないと認められる場合には対象とはなりません。

問6　c

小児食物アレルギー食は，入院時食事療養の特別食加算の対象とはなりません。小児食物アレルギー食とは，食物アレルギー検査の結果（他の保険医療機関から提供を受けた食物アレルギー検査の結果を含む），食物アレルギーをもつことが明らかな9歳未満の小児に対する小児食物アレルギー食のことです。なお，医学管理等のB001-9外来栄養食事指導料，B001-10入院栄養食事指導料，B001-11集団栄養食事指導料については，小児食物アレルギー食は対象となる特別食に該当します。

問7　d

生活保護制度では，「生活扶助」〔日常生活（食費・被服費・光熱費等）に必要な費用〕，「住宅扶助」（アパート等の家賃），「教育扶助」（義務教育を受けるために必要な学用品費），「医療扶助」（医療サービスの費用），「介護扶助」（介護サービスの費用），「出産扶助」（出産費用），「生業扶助」（就労に必要な技能の修得等にかかる費用），「葬祭扶助」（葬祭費用）と全部で8つの扶助があります。

そのなかの「医療扶助」は，一般の健康保険で受けられる範囲と同じ医療サービスを受けることができます。医療扶助を受けるためには，生活保護受給者は事前に居住地のある福祉事務所に受診の申請を行い，「生活保護法医療券・調剤券」を入手し，生活保護指定医療機関に受診します。

問8　b

a. b.「特定機能病院」は，高度の医療の提供，高度の医療技術の開発および評価，研修，および高度の安全を確保する能力等を有する病院として厚生労働大臣の承認を得た病院です。大学病院本院およびナショナルセンター，がんセンター等から構成されている病院です。

16の診療科を標榜している，病床数が400床以上の病院である，医師，看護師，薬剤師，管理栄養士などの医療専門職を既定の人数配置している，来院患者の紹介率50％以上，逆紹介率40％以上，一般の病院設備に加え，集中治療室，無菌病室，医薬品情報管理室が必要等の要件があります（医療法第４条の２）。

c. d.「地域医療支援病院」は，地域の病院，診療所などを後方支援するというかたちで医療機関の機能の役割分担と連携を目的に創設され，都道府県知事の承認を得た病院です。要件としては，病床数が200床以上の病院である，他の医療機関からの紹介患者数の比率が80％以上（承認初年度は60％以上）。あるいは紹介率40％以上かつ逆紹介率60％以上，他の医療機関に対して高額な医療機器や病床を提供し共同利用する，救急医療を提供する能力を有する等が挙げられます（医療法第４条）。

問９　a

入院中の患者等に対する「病衣貸与代」については患者からその費用を徴収することができますが，手術，検査等を行う場合は，費用を徴収できません〔療養担当規則関連通知（療養の給付と直接関係ないサービス等の取扱い）〕。

問10　b

介護保険適用病床に入院している患者が，急性増悪等により一般病棟での医療が必要となり転棟した場合，転棟後30日までの間は，新規入院患者と同様に取り扱います（「医療保険と介護保険の給付調整に関する留意事項及び医療保険と介護保険の相互に関連する事項等について」第２「3」入院期間，平均在院日数の考え方について）。

問11　c

患者が任意に診療を中止し，１月以上経過した後，再度診療を受けた場合は，その診療が同一病名又は同一症状によるものであっても初診として取り扱います。ただし，慢性疾患等，明らかに同一の疾病又は負傷であると推定される場合の診療は，初診としては取り扱いません（A000初診料）。

問12　d

C000往診料を算定した場合にも，再診料に加えて外来管理加算を算定できます（A001再診料）。

問13　a

a. 正しい（A205救急医療管理加算「注１」通知）。

b. 乳幼児加算は６歳未満の患者に対する加算です。６歳未満の緊急に入院を必要とする重症患者には，乳幼児加算として400点をさらに所定点数に加算します（A205救急医療管理加算「注２」及び通知）。

c. 小児加算は６歳以上15歳未満の患者に対する加算です。６歳以上15歳未満の緊急に入院を必要とする重症患者には，乳幼児加算として200点をさらに所定点数に加算します（A205救急医療管理加算「注３」及び通知）。

d. 救急医療管理加算１の対象となる患者は，「ア」から「サ」（点数表参照）のいずれかの状態にあって，医師が診察等の結果，緊急に入院が必要であると認めた重症患者です。救急医療管理加算２の対象となる患者は，同様の状態にあってそれに準ずる状態又は「シ」の状態になります（A205救急医療管理加算・通知）。

問14　a

a. 正しい（A305一類感染症患者入院医療管理料）。

b. 回復期リハビリテーション病棟入院料を算定する患者にH003-2リハビリテーション総合計画評価料を算定できる要件は，医師，看護師，理学療法士，作業療法士，言語聴覚士，社会福祉士等の多職種が共同してリハビリテーション総合実施計画書を作成し，これに基づいて行ったリハビリテーションの効果，実施方法等について共同して評価を行った場合です。リハビリテーション総合実施計画書の作成を担当医師が１人で行った場合には算定できません（A308回復期リハビリテーション病棟入院料）。

c. 処置の「酸素吸入」は，特定集中治療室管理料に含まれますが，使用した酸素及び窒素の費用は別に算定できます（A301特定集中治療室管理料「注３」）。

d. 総合周産期特定集中治療室管理料の成育連携支援加算について「胎児が重篤な状態」とは「ア」先天奇形，「イ」染色体異常，「ウ」出生体重1,500g未満の胎児となります（A303総合周産期特定集中治療室管理料）。

問15　c

手術前医学管理料は，手術の前に行われる検査の結果に基づいて計画的な医学管理を行い，「硬膜外麻酔」「脊椎麻酔」「マスク又は気管内挿管による閉鎖循環式全身麻酔」を伴った手術を行った場合に，病名を問わず月１回に限り当該手術を算定した日に算定します。

当該管理料を算定した同一月は，包括されている検査項目に係る判断料が含まれており，「血液学的検査判断料」「生化学的検査（Ⅰ）判断料」「免疫学的検査判断料」は別に算定できません。したがって，「生化学的検査（Ⅱ）判断料」の判断料は当該管理料には含まれず，要件を満たせば算定できます（B001-4手術前医学管理料）。

問16　d

１回の処方において，２種類以上の内服薬を調剤する場合には，それぞれの薬剤を個別の薬包等に調剤しても，服用時点及び服用回数が同じであるものについては，１剤として算定します。ただし，「配合不適等調剤技術上の必要性から個別に調剤した場合」「固形剤と内用液剤の場合」「内服錠とチュアブル錠等のように服用方法が異なる場合」は，それぞれ別に算定します（F200薬剤・通知）。

問17　d

a.「２以上のエックス線撮影」とは，単純撮影，特殊撮影，造影剤使用撮影又は乳房撮影のうち２種以上の撮影を行った場合をいいます（エックス線診断料「通則２」）。

b. 撮影した画像を電子化して管理及び保存した場合においては，電子画像管理加算を算定しますが，この場合において，フィルムの費用は別に算定できません（第１節エックス線診断料「通則４」）。

c. 当該保険医療機関以外の医療機関で撮影したコンピュータ断層撮影のフィルムについて診断を行った場合には，初診料（「注５」のただし書に規定する２つ目の診療科に係る初診料を含む）を算定した日に限り，コンピューター断層診断料を算定できます（E203コンピューター断層診断)。
d. 正しい(E101-2 ポジトロン断層撮影「注 1」)。

問 18 c

a. 対称器官に係る処置の各区分の所定点数は，特に規定する場合を除き，両側の器官の処置料に係る点数となります(処置「通則 6」)。
b. 100cm² 未満の皮膚科軟膏処置の費用は，基本診療料に含まれるものとし，別に算定することはできません。ただし，当該処置に際して薬剤を使用した場合には，使用薬価が 15 円を超える場合の薬剤料は別に算定できます(処置「通則」通知，J053 皮膚科軟膏処置)。
c. 正しい(J118-2 矯正固定)。
d. PTCD チューブの単なる交換については，ドレーン法「2 その他のもの」により算定します〔J002 ドレーン法(ドレナージ)〕。

問 19 b

20 歳未満の患者に対して心身医学療法を行った場合は，所定点数に所定点数の 100 分の 200 に相当する点数を加算します(I004 心身医学療法「注 5」)。

問 20 c

① D239-3 神経学的検査 500 点
②生体検査「通則 1」2 歳児年齢加算 500 点× 70/100 = 350 点
③ D241 神経・筋検査判断料 180 点
① 500 点+② 350 点+③ 180 点= 1,030 点となります。
神経学的検査には年齢加算を算定します。判断料には年齢の加算は算定しません。

実技問題

問 1

再診 〔5 日・22 日〕

■再診料：A001 再診料 **75 点× 2**。いずれも時間内再診料を算定する。A001「注 8」外来管理加算 **52 点× 2**。両日ともに再診料に併せて外来管理加算を算定する。

医学管理等 〔22 日〕

■特定疾患治療管理料：厚生労働大臣が別に定める疾患(気管支喘息)を主病とする患者について，特定疾患の治療に当たっている診療科において療養上の指導を行っているが，初診から 1 カ月以上経過していないため，B000 特定疾患治療管理料は算定できない。

処置 〔22 日〕

■吸入：簡単な「処置」であるため薬剤のみ算定する(処置「通則」)。

■薬剤料：インタール吸入液 1% 4mL(36.30 円× 2) + ベネトリン吸入液 0.5% 1mL(19.80 円) = 92.40 円⇒ **9 点**。

検査 〔22 日〕

■ U- 検，沈(フローサイトメトリー法)：D000 尿中一般物質定性半定量検査 26 点+ D002-2 尿沈渣(フローサイトメトリー法) 24 点= **50 点**。

■末梢血液一般，好酸球数：D005「5」末梢血液一般検査 21 点+ D005「4」好酸球数 17 点= **38 点**。

■外来迅速検体検査加算(2 項目)：検体検査実施料「通則 3」。本日行った検体検査の結果について手交。外来迅速検体検査加算の対象である尿中一般物質定性半定量検査と末梢血液一般検査の 2 項目の検体検査について外来迅速検体検査加算を算定する。10 点× 2 = **20 点**。

■ B-V：D400「1」血液採取「静脈」**40 点**。

■検体検査判断料・検体検査管理加算：D026「1」尿・糞便等検査判断料 34 点+ D026「3」血液学的検査判断料 125 点+ D026「注 4」「イ」検体検査管理加算(Ⅰ) 40 点 = **199 点**。施設基準等の届出により，検体検査管理加算(Ⅰ)を検体検査判断料に加算する。

■フローボリュームカーブ：D200「2」フローボリュームカーブ **100 点**。

■呼吸機能検査判断料：D205 呼吸機能検査判断料 **140 点**。

画像診断 〔5 日〕

■骨盤～股関節 CT(64 列マルチスライス型，電子画像管理)：①+②= **1,120 点**。
①コンピューター断層撮影(CT 撮影)：E200「1」「イ」(2) **1,000 点**。
②電子画像管理加算：コンピューター断層撮影診断料「通則 3」**120 点**。

■コンピューター断層診断：E203 コンピューター断層診断 **450 点**。
※コンピューター断層撮影の種類又は回数にかかわらず，月 1 回に限り算定する。

処方箋料 〔5 日・22 日〕

■処方箋料(5 日)：F400 処方箋料「3」1 及び 2 以外の場合 **60 点**。

■一般名処方加算 2(5 日)：F400「注 7」「ロ」一般名処方加算 2 **8 点**。処方されたロキソプロフェン Na テープ 100mg は一般名処方医薬品なので一般名処方加算 2 を算定する。

■処方箋料(22 日)：F400 処方箋料「3」1 及び 2 以外の場合 **60 点**。

■一般名処方加算 2(22 日)：F400「注 6」「ロ」一般名処方加算 2 **8 点**。処方されたテオフィリン徐放錠は一般名処方医薬品だが，ピレチア錠は一般名処方医薬品ではないため，一般名処方加算 2 を算定する。処方箋の交付 1 回につき，2 品以上の薬剤が処方されている場合，後発医薬品のある全ての医薬品が一般名処方されている場合には一般名処方加算 1 を算定できるが，今回は 1 品目だけなので一般名処方加算 2 を算定する。

問 2

初診 〔9 日〕

■初診料：A000 初診料は外来にて算定済み

医学管理等 〔9 日・10 日〕

■**薬剤管理指導料２**（9日）：B008 薬剤管理指導料２　**325点**。薬剤師により使用薬剤の管理指導が行われている。施設基準の届出により，B008 薬剤管理指導料を算定。使用薬剤は「1」以外の薬剤となるため薬剤管理指導料２を算定する。診療報酬明細書の摘要欄に指導日を記載する。

■**肺血栓塞栓症予防管理料**（10日）：B001-6 肺血栓塞栓症予防管理料 **305点**。肺血栓塞栓症の予防を目的として間歇的空気圧迫装置を用いた管理を行っている。

注射〔11日〕

■**点滴注射**：G004 点滴注射「2」**102点**。1日分の注射量が500mL以上なので点滴実施料を算定する。フルクトラクト注500mL ２袋（185.00円×２）＋セフメタゾールナトリウム点滴静注バッグ1gNP生食100mL付２キット（579.00円×２）＝1,528.00円⇒**153点**。

処置〔11日〕

■**ドレーン法（その他）**：J002「2」ドレーン法（ドレナージ）その他のもの **25点**。

■**術後創傷処置（100cm² 未満）**：J000 創傷処置「1」100cm² 未満 **52点**。ポピラール消毒液10％ 10mL（10.90円）＝１点。処置の項では<u>15円以下の薬剤（1点）は，算定できない。</u>薬剤は，２点から算定できる。

手術・麻酔〔10日〕

■**腹腔鏡下食道アカラシア形成手術**：K530-2 腹腔鏡下食道アカラシア形成手術 **44,500点**。施設基準の届出により，当該手術を算定する。

■**超音波凝固切開装置使用**：K931 超音波凝固切開装置加算 **3,000点**。手術に伴って超音波凝固切開装置を使用。当該手術は，「超音波凝固切開装置加算」の適応手術に該当するため算定する。

■**特定保険医療材料料**：膀胱留置用ディスポーザブルカテーテル２管一般（Ⅱ）標準型１本（561円）＋吸引留置カテーテル受動吸引型（フィルム・チューブドレーン／フィルム型）１本（264円）＝825円⇒**83点**。手術で使用した特定保険医療材料費は，材料費を合算して四捨五入し点数にする。

■**閉鎖循環式全身麻酔４（２時間15分）**：L008 マスク又は気管内挿管による閉鎖循環式全身麻酔４「ロ」6,610点＋660点＝**7,270点**。腹腔鏡を用いた手術が行われているため，閉鎖循環式全身麻酔４（その他）を算定する。閉鎖循環式全身麻酔４（２時間15分）＝最初の２時間で6,610点。残りの15分については660点を加算する。診療報酬明細書の摘要欄に，麻酔の実施日を記載する。

■**酸素（液化酸素CE）900L**：0.19円×310L×1.3（補正率）＝76.57円→77円⇒**8点**。酸素の加算は，酸素の単価に使用した酸素の容積（リットル）及び補正率（1.3）を乗じて得た額の１円未満の端数を四捨五入して得た額の点数となる。

■**薬剤料**：グリセリン浣腸「オヲタ」60　50％ 60mL １個（107.70円）＋亜酸化窒素400g（2.70円×400）＋セボフルラン吸入麻酔液「マイラン」30mL（31.40円×30）＋フェンタニル注射液0.1mg「テルモ」0.005％ 2mL ２管（181.00円×２）＋セフメタゾールナトリウム点滴静注バッグ1gNP生食100mL付１キット（579.00円）＋アルチバ静注用2mg ３瓶（1,907.00円×３）＝8,791.70円⇒**879点**。手術で使用した薬剤をまとめて算定。なお，ポピラール消毒液10％ 10mLは，外皮用殺菌剤のため，手術の所定点数に含まれ算定できない（手術「通則2」）。

■**麻酔管理料（Ⅰ）**：L009 麻酔管理料（Ⅰ）「2」マスク又は気管内挿管による閉鎖循環式全身麻酔を行った場合 **1,050点**。９日に麻酔医による麻酔前回診，11日に麻酔後回診が行われている。施設基準の届出等により麻酔管理料（Ⅰ）「2」を算定する。

検査・病理診断〔9日〕

■**食道内圧測定検査**：D232 食道内圧測定検査 **780点**。

画像診断〔9日〕

■**胸部X-P１方向デジタル（電子画像管理）**：①＋②＋③＝**210点**。

①写真診断：E001　1「イ」**85点**。

②撮影：E002　1「ロ」**68点**。

③電子画像管理加算：「通則4」電子画像管理加算「イ」単純撮影の場合 **57点**。

■**上部消化管X-P造影デジタル12回（電子画像管理）**：①＋②＋③＝**744点**。

①写真診断：E001　3「イ」72点×＋（72点×0.5×4）＝**216点**。

②撮影：E002　3「ロ」154点＋（154点×0.5×4）＝**426点**。

③電子画像管理加算：「通則4」電子画像管理加算「ハ」造影剤使用撮影の場合 **66点**。

※同一の部位につき，同時に２回以上の撮影を行った場合，２回目以降５回目までの診断・撮影料は50/100の点数にて算定する。なお，６枚目以後の写真診断及び撮影については算定しない。

■**薬剤料**：バリトップゾル150　300mL（27.20円×30）＋ガスコンドロップ内用液２％ 5mL（3.50円×５）＝833.50円⇒**83点**。

■**画像診断管理加算１**：画像診断「通則4」画像診断管理加算１　**70点**。X-Pについて，画像診断を担当する医師が読影及び診断を行い，その結果を文書により主治医に報告を行っている。

入院料等〔9日・10日・11日〕

■**入院料**（9日）：届出等の状況により急性期一般入院料４，診療録管理体制加算１，医師事務作業補助体制加算１（25対１），急性期看護補助体制加算（25対１）（看護補助者５割以上），看護職員夜間12対１配置加算２，療養環境加算，医療安全対策加算１，感染対策向上加算１，データ提出加算１，臨床研修病院入院診療加算２（協力型），地域加算２級地を算定する。なお，（A205）救急医療管理加算は要件を満たしていないため算定できない。

（A100）急性期一般入院料４　1,462点＋初期加算（14日以内）450点＝1,912点となる。また，入院基本料等加算は，①（A204-2）臨床研修病院入院診療加算２協力型20点，②（A207）診療録管理体制加算１　140点，③（A207-2）医師事務作業補助体制加算１（25対１）725点，④（207-3）急性期看護補助体制加算（25対１）（看護補助者５割以上）240点，⑤（A207-4）看護職員夜間12対１配置加算２　90点，⑥（A218）地域加算「２級地」15点，⑦（A219）療養環境加算25点，⑧（A234）医療安全対策加算1　85点，⑨（A234-2）感染対策向上加算1　710点，⑩（A245）データ提出加算1　145点。

よって入院基本料＋①＋②＋③＋④＋⑤＋⑥＋⑦＋⑧＋⑨＋⑩＝ **4,107点×1日となる。**

■入院料（10日・11日）：入院基本料＋④＋⑤＋⑥＋⑦＝ **2,282点×2日となる。**

食事〔9日〕

■入院時食事療養費：10，11日は禁食となるため算定しない。9日は，夕食は禁食だが，昼食に5分粥を食しているので入院時食事療養（Ⅰ）を算定する。入院時食事療養費Ⅰ 670円×1回＝670円。食堂加算（1日につき）50円×1日＝50円。合計 **720円**。患者負担額は **490円**。

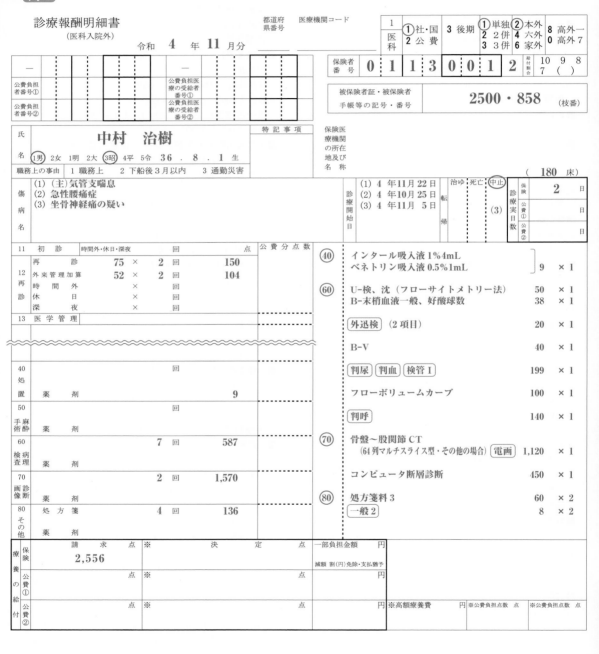

問 1

診療報酬明細書
（医科入院外）

令和　4　年　11　月分

都道府県番号　医療機関コード

1 医科	①社・国 2 公費	3 後期	①単独 2 2併 3 3併	②本外 4 六外 6 家外	8 高外一 0 高外7

保険者番号	0 1 1 3 0 0 1 2	給付割合	10 9 8 7 ( )

被保険者証・被保険者手帳等の記号・番号	2500・858 （枝番）

—		—	
公費負担者番号①		公費負担医療の受給者番号①	
公費負担者番号②		公費負担医療の受給者番号②	

氏名	中村　治樹	特記事項
	(1男) 2女 1明 2大 (3昭) 4平 5令 36．8．1 生	
職務上の事由	1 職務上　2 下船後3月以内　3 通勤災害	

保険医療機関の所在地及び名称

（ 180 床）

傷病名	診療開始日	転帰	診療実日数
(1)（主）気管支喘息	(1) 4 年11月22日	治ゆ　死亡　(中止) (3)	保険 2 日
(2) 急性腰痛症	(2) 4 年10月25日		公費① 日
(3) 坐骨神経痛の疑い	(3) 4 年11月 5日		公費② 日

区分		回数等	点数	公費分点数
11 初診	時間外・休日・深夜	回	点	
12 再診	再診	75 × 2 回	150	
	外来管理加算	52 × 2 回	104	
	時間外	× 回		
	休日	× 回		
	深夜	× 回		
13 医学管理				
40 処置		回		
	薬剤		9	
50 手術麻酔		回		
	薬剤			
60 検査病理		7 回	587	
	薬剤			
70 画像診断		2 回	1,570	
	薬剤			
80 その他	処方箋	4 回	136	
	薬剤			

摘要		点数 × 回数
㊵	インタール吸入液1%4mL ベネトリン吸入液0.5%1mL	9 × 1
㊿60	U-検、沈（フローサイトメトリー法）	50 × 1
	B-末梢血液一般、好酸球数	38 × 1
	外迅検（2項目）	20 × 1
	B-V	40 × 1
	判尿 判血 検管Ⅰ	199 × 1
	フローボリュームカーブ	100 × 1
	判呼	140 × 1
⑦⓪70	骨盤～股関節CT（64列マルチスライス型・その他の場合）電画	1,120 × 1
	コンピュータ断層診断	450 × 1
⑧⓪80	処方箋料3	60 × 2
	一般2	8 × 2

療養の給付	請求 点	※決定 点	一部負担金額 円
保険	2,556		減額 割(円)免除・支払猶予
公費①	点	※ 点	円
公費②	点	※ 点	円

※高額療養費 円　※公費負担点数 点　※公費負担点数 点

問２

診療報酬明細書
（医科入院）

令和　4　年　11　月分

都道府県番号　医療機関コード

1 医科　①社・国 2 公費　3 後期　①単独 2 2併 3 3併　①本入 3 六入 5 家入　7 高入一 9 高入7

保険者番号　0 6 1 3 3 6 0 7　給付割合 10 9 8 7 (　)

被保険者証・被保険者手帳等の記号・番号　3224・548　(枝番)

公費負担者番号①　公費負担医療の受給者番号①
公費負担者番号②　公費負担医療の受給者番号②

区分　精神　結核　療養　特記事項

氏名　中井　葵
1男 ②女　1明 2大 ③昭 4平 5令　59．6．20 生

職務上の事由　1 職務上　2 下船後３月以内　3 通勤災害

保険医療機関の所在地及び名称

傷病名	診療開始日	転帰	診療実日数
(1)（主）食道アカラシア	(1) 4 年10月15日	治ゆ　死亡　中止	保険 3 日
(2)	(2) 年 月 日		公費① 日
(3)	(3) 年 月 日		公費② 日

区分		回	点
11 初診	時間外・休日・深夜	回	点
13 医学管理			630
14 在宅			
20 投薬	21 内服　単位 / 22 屯服　単位 / 23 外用　単位 / 24 調剤　日 / 26 麻毒　日 / 27 調基		
30 注射	31 皮下筋肉内　回 / 32 静脈内　回 / 33 その他	1 回	255
40 処置		2 回	77
	薬剤		
50 手術麻酔		6 回	55,911
	薬剤		879
60 検査病理		回	780
	薬剤		
70 画像診断		1 回	1,024
	薬剤		83
80 その他	薬剤		

90 入院
入院年月日　4 年 11 月 9 日
㊒ 診　90 入院基本料・加算　点

4,107	×	1	日間	4,107
2,282	×	2	日間	4,564
	×		日間	
	×		日間	
	×		日間	

急一般4　臨修　録管1　医1の25　急25上　看職12夜2　環境　安全1　感向1　デ提1

92 特定入院料・その他

（摘要欄）

⑬ 薬管2 9日　325 × 1
肺予　305 × 1

㉝ 点滴注射2　102 × 1
フルクトラクト注500mL 2袋
セフメタゾールナトリウム点滴静注用バッグ1g NP
生食100mL付2キット　153 × 1

㊵ ドレーン法（その他）　25 × 1
創傷処置1　52 × 1

㊿ 腹腔鏡下食道アカラシア形成手術 10日　44,500 × 1
超音波凝固切開装置等加算　3,000 × 1
膀胱留置用ディスポーザブルカテーテル
2管一般（Ⅱ）標準型（561円）1本
吸引留置カテーテル受動吸引型
（フィルム・チューブドレーン／フィルム型）
（264円）1本　83 × 1

閉鎖循環式全身麻酔4「ロ」（2時間15分）10日　7,270 × 1
液化酸素 CE 310L
（0.19円×310L×1.3）÷10　8 × 1
グリセリン浣腸「オヲタ」60 50% 60mL 1個
亜酸化窒素 400g
セボフルラン吸入麻酔液「マイラン」30mL
フェンタニル注射液0.1mg「テルモ」0.005% 2mL 2管
セフメタゾールナトリウム点滴静注用バッグ1g NP
生食100mL付1キット
アルチバ静注用2mg 3瓶　879 × 1

麻管Ⅰ　1,050 × 1

※高額療養費　円　※公費負担点数　点　※公費負担点数　点

97 食事・生活				
基準 Ⅰ	670 円×	1 回	基準(生) 円× 回	
特別	円×	回	特別(生) 円× 回	
食堂	50 円×	1 日		
環境	円×	日	減・免・猶・Ⅰ・Ⅱ・3月超	

療養の給付	請求 点	※決定 点	負担金額 円
保険	68,310		減額 割(円)免除・支払猶予
公費①	点	※ 点	円
公費②	点	※ 点	円

食事・生活療養	回	請求 円	※決定 円	(標準負担額) 円
保険	1	720		490
公費①	回	円	※ 円	円
公費②	回	円	※ 円	円

診療報酬明細書

（医科入院）

令和 4 年 11 月分

都道府県番号　医療機関コード

1 医科　①社・国 2 公費　3 後期　①単独 2 2併 3 3併　①本入 3 六入 5 家入　7 高入一 9 高入7

保険者番号 06133607　給付割合 10 9 8 7 ( )

被保険者証・被保険者手帳等の記号・番号 3224・548 （枝番）

公費負担者番号①　公費負担医療の受給者番号①
公費負担者番号②　公費負担医療の受給者番号②

区分　精神　結核　療養　　特記事項

氏名 中井 葵　1男 ②女 1明 2大 ③昭 4平 5令 59.6.20 生

職務上の事由 1 職務上 2 下船後3月以内 3 通勤災害

保険医療機関の所在地及び名称

傷病名 (1) (2) (3)　診療開始日 (1) 年 月 日 (2) 年 月 日 (3) 年 月 日　転帰 治ゆ 死亡 中止　診療実日数 保険 日 公費① 日 公費② 日

11 初診	時間外・休日・深夜	回	点
13 医学管理			
14 在宅			
20 投薬	21 内服	単位	
	22 屯服	単位	
	23 外用	単位	
	24 調剤	日	
	26 麻毒	日	
	27 調基		
30 注射	31 皮下筋肉内	回	
	32 静脈内	回	
	33 その他	回	
40 処置		回	
	薬剤		
50 手術麻酔		回	
	薬剤		
60 検査病理		回	
	薬剤		
70 画像診断		回	
	薬剤		
80 その他	薬剤		
90 入院	入院年月日	年 月 日	
	病 診 90 入院基本料・加算		点
	×	日間	
	×	日間	
	×	日間	
	×	日間	
	×	日間	
	92 特定入院料・その他		

公費分点数

(60) 食道内圧測定検査 780 × 1

(70) 胸部 X-P デジタル（撮影1回）電画 210 × 1

上部消化管 X-P 造影デジタル 電画 744 × 1
バリトップゾル 150 300mL
ガスコンドロップ内用液 2% 5mL 83 × 1
写画1 70 × 1

(90) 急一般4（14日以内）臨修（協力型）、
録管1、医1の25、急25上、看職12夜2
環境、安全1、感向1、デ提1、2級地 4,107 × 1

急一般4（14日以内）、急25上
看職12夜2、環境、2級地 2,282 × 2

※高額療養費 円　※公費負担点数 点　※公費負担点数 点

97 食事・生活			
基準	円× 回	基準(生)	円 × 回
特別	円× 回	特別(生)	円 × 回
食堂	円× 日		
環境	円× 日	減・免・猶・Ⅰ・Ⅱ・3月超	

療養の給付	請求 点	※決定 点	負担金額 円
保険			減額 割(円)免除・支払猶予
公費①	点	※ 点	円
公費②	点	※ 点	円

食事・生活療養	回	請求 円	※決定 円	(標準負担額) 円
保険	回	円	※ 円	円
公費①	回	円	※ 円	円
公費②	回	円	※ 円	円

医科2級医療事務実務能力認定試験〔解答・解説〕

➡問題はp. 13

学科問題

問1　c

「生活保護法による保護を受けている世帯（その保護を停止されている世帯を除く）に属する者は，都道府県等が行う国民健康保険の被保険者としない」（国民健康保険法第6条の9）と規定されています。よって，生活保護受給者は，国民健康保険の被保険者から除外されるため加入することができません。なお，後期高齢者医療制度の被保険者も同様です。

問2　b

被保険者が死亡したときは，「その者により生計を維持していた者であって，埋葬を行うものに対し，埋葬料として，政令で定める金額を支給する」（健康保険法第100条1項）と規定されており，健康保険に加入している被保険者が死亡したときは，埋葬を行う人に埋葬料が支給されます。埋葬を行った家族（被保険者に生計を維持されていた人であれば，被扶養者でなくても可能）には，5万円の埋葬料が支給されます。

問3　a

保険医療機関及び保険薬局は療養の給付に関し，「保険医及び保険薬剤師は健康保険の診療又は調剤に関し，厚生労働大臣の指導を受けなければならない」（健康保険法第73条）と規定されています。

問4　b

保険医療機関は，患者から支払を受けるときは，正当な理由がない限り，個別の費用ごとに区分して記載した領収証を無償で交付しなければなりません（療養担当規則第5条の2「領収証等の交付」）。なお，領収証を交付するときは，正当な理由がない限り，当該費用の計算の基礎となった項目ごとに記載した明細書も無償で交付しなければなりません。

問5　c

保険医療機関が全国健康保険協会又は当該健康保険組合に通知しなければならない場合とは，患者が次の状況に当たるときとなります。「1. 家庭事情等のため退院が困難であると認められたとき，2. 闘争，泥酔又は著しい不行跡によって事故を起したと認められたとき，3. 正当な理由がなくて，療養に関する指揮に従わないとき，4. 詐欺その他不正な行為により，療養の給付を受け，又は受けようとしたとき」（療養担当規則第10条「通知」）。なお，患者から他の保険医療機関を受診したいと申し出があった場合には，このような取り決めはありません。

問6　a

保険外併用療養費の「選定療養」に関する問題です（保険外併用療養費については，2022年11月実施の学科問題問5の解答解説を参照してください）。「選定療養」とは，この先も保険に入る予定のない医療であり，患者のニーズに応え，医療を受ける際の快適さや利便性を患者自身が選定していくものとなります。

選定療養には，次のものがあります。1. 特別療養環境室（差額ベッド）への入院，2. 歯科の金合金等，3. 金属床総義歯，4. 予約診療，5. 時間外診療，6. 200床以上の病院での文書による紹介なしの初診，7. 小児う蝕の指導管理，8. 大病院の再診，9. 180日以上の入院，10. 医科点数表に規定する制限回数を超える医療行為。

問7　c

患者に食事を提供した場合は，1食単位として算定します。なお，1日につき3食を限度とします。

問8　c

a. 児童福祉法の医療給付名は「療育の給付」（法第20条関係），「障害児施設医療」（法第24条の20関係）です。

b. 感染症法の医療給付名は「結核患者の適正医療」（法第37条の2関係），「結核患者の入院」（法第37条関係）です。

c. 生活保護法の医療給付名は「医療扶助」です。

d. 障害者総合支援法の医療給付名は「精神通院医療」（法第5条関係），「更生医療」（法第5条関係），「育成医療」（法第5条関係），「療養介護医療」（法第70条関係），「基準該当療養介護医療」（法第71条関係）です。「措置入院」は精神保健福祉法（法第29条）の医療給付名となります。

問9　d

医療法の地域医療支援病院に関する問題です。地域医療支援病院は，地域の病院，診療所などを後方支援するというかたちで，医療機関の機能の役割分担と連携を目的に創設された都道府県知事の承認を得た病院です。

要件としては，
- 病床数が200床以上の病院である
- 他の医療機関からの紹介患者数の比率が80％以上（承認初年度は60％以上）である。あるいは紹介率40％以上かつ逆紹介率60％以上である
- 他の医療機関に対して高額な医療機器や病床を提供し共同利用する
- 救急医療を提供する能力を有する

等が挙げられます（医療法第4条）。

d. 高度の医療を提供する能力を有する医療機関とは，特定機能病院の要件となります。

問10 a

要介護者が介護保険サービスを利用した場合，利用者の負担割合は，基本的には介護サービスにかかった費用の1割ですが，一定以上所得者の場合は2割または3割となりますので，すべての利用者とは限りません。

問11 d

a. 自他覚的症状がなく健康診断を目的とする受診により疾患が発見された患者について，当該保険医が，特に治療の必要性を認め治療を開始した場合には，初診料を算定できません（A000 初診料・通知）。

b. 夜間・早朝等加算は，夜間に救急診療を行っている保険医療機関に軽度の患者が集中しないよう，他の医療機関がおおむね診療が終わった後も引き続き診療を行っている診療所に対する加算です。1週当たりの診療時間が30時間以上の診療所であって，6時～8時，18時～22時（土曜は12時以降）の時間帯のいずれかが診療時間内であり，この時間帯に受付をした患者が対象となります。設問の医療機関において土曜日の午前11時に初診を行った場合は，加算対象の時間帯ではありませんので，夜間・早朝等加算は算定できません（A000 初診料「注9」・通知）。

c. 患者が異和を訴え診療を求めた場合，診断の結果，疾病と認むべき徴候のない場合であっても初診料は算定できます（A000 初診料・通知）。

d. 正しい（A000 初診料）。

問12 c

a. 明細書発行体制等加算として，1点を所定点数に加算できるのは，明細書の発行等につき別に地方厚生局長等に届け出た診療所である保険医療機関に限ります（A001 再診料「注11」）。

b. 再診料は，診療所又は一般病床の病床数が200床未満の病院において，再診の都度（同一日において2以上の再診があってもその都度）算定できます（A001 再診料・通知）。

c. 正しい（A001 再診料・通知）。

d. C000の往診料を算定した場合にも，再診料に加えて外来管理加算を算定できます（A001 再診料「注8」・通知）。

問13 b

a. 入院基本料，特定入院料，短期滞在手術等基本料の寝具類は，常時清潔な状態で，シーツ類は週1回以上の交換がなされていることが算定要件の1つとなっています（入院料等・通則）。

b. 正しい（入院料等・通則）。

c. 眼科，耳鼻科等において手術を行い，同一の日に単なる覚醒，休養等の目的で入院及び退院した場合であっても，入院基本料又は特定入院料を算定できません（入院料等・通則）。

d. 保険医療機関は，患者の入院に際し，患者又はその家族等に対して当該患者の過去3か月以内の入院の有無を確認しなくてはなりません（入院料等・通則）。

問14 d

組織プラスミノーゲン活性化因子の投与に当たっては，必要に応じて，薬剤師，診療放射線技師又は臨床検査技師と連携を図ることとされており，看護師は該当しません（A205-2 超急性期脳卒中加算・通知）。

問15 a

高血圧症の患者に対する減塩食は，塩分の総量が6g未満のものに限って認められています（B001「9」外来栄養食事指導料・通知）。

問16 a

a. 正しい〔C001 在宅患者訪問診療料（Ⅰ）「注2」〕。

b. 訪問診療に要した交通費は，患家の負担であり実費とします〔C001 在宅患者訪問診療料（Ⅰ）「注11」〕。

c. 保険医療機関の保険医が，同一建物に居住する当該患者1人のみに対し訪問診療を行う場合は，「同一建物居住者以外の場合」の所定点数を算定します〔C001 在宅患者訪問診療料（Ⅰ）・通知〕。

d. 定期的・計画的な訪問診療を行っている期間における緊急の場合の往診の費用の算定については，在宅患者訪問診療料（Ⅰ）は算定せず，往診料及び再診料又は外来診療料を算定します〔C001 在宅患者訪問診療料（Ⅰ）・通知〕。

問17 b

カフ型緊急時ブラッドアクセス用留置カテーテル挿入のカテーテルの挿入に伴う検査及び画像診断の費用は，所定点数に含まれます（G005-4 カフ型緊急時ブラッドアクセス用留置カテーテル挿入「注1」）。

問18 d

診療報酬明細書の摘要欄に呼吸心拍監視の算定開始日を記載します〔D220 呼吸心拍監視，新生児心拍・呼吸監視，カルジオスコープ（ハートスコープ），カルジオタコスコープ〕。

問19 a

a. 正しい（H000 心大血管疾患リハビリテーション料）。

b. 早期リハビリテーション加算について，治療開始日より起算した場合は，30日を限度として，1単位につき25点を所定点数に加算します（H000 心大血管疾患リハビリテーション料「注2」）。

c. 入院中の患者については，当該療法を担当する医師の1人当たりの患者数は，1回15人程度となります（H000 心大血管疾患リハビリテーション料・通知）。

d. 訓練室以外の病棟等（ベッドサイドを含む）で実施した場合においても算定することができます（リハビリテーション「通則」及びH000 心大血管疾患リハビリテーション料・通知）。

問20 c

8/1　J045 人工呼吸：20時から24時まで4時間分の人工

呼吸を算定します。開始から30分まで302点。30分を超えて５時間までは，30分又はその端数を増すごとに50点を加算して得た点数となります。よって，「302点（最初の30分）＋50点×７（残りの３時間30分）＝652点」。

酸素代：１分につき2Lの酸素を使用していますので，４時間（240分）で480Lとなります。よって，「0.19円×480L×1.3（補正率）＝118.56円→12点」。

8/2　J045人工呼吸：22時間10分の人工呼吸を算定します。呼吸器を装着後14日目までは，５時間を超えた場合１日につき950点となります。

酸素代：１分につき2Lの酸素を使用していますので，22時間10分（1,330分）で2,660Lとなります。「0.19円×2,660L×1.3（補正率）＝657.02円→66点」。

よって，合わせて「652点＋12点＋950点＋66点＝1,680点」となります。人工呼吸は，１日につき算定するため，酸素代も１日ごとに算定します。なお，年齢に対する加算はありません。

実技問題

問１

初診〔20日〕

■**初診料**：A000初診料291点＋A000「注９」夜間・早朝等加算50点＋A000「注11」外来感染対策向上加算６点＋A000「注12」連携強化加算３点＋A000「注13」サーベイランス強化加算１点＝**351点**。施設基準の届け出等により，夜間・早朝等加算，外来感染対策向上加算，連携強化加算，サーベイランス強化加算を算定する。

夜間・早朝等加算は，他の医療機関がおおむね診療が終わった後も引き続き診療を行っている診療所に対する加算となる。平日の６時～８時，18時～22時（土曜は12時以降）の時間帯のいずれかが診療時間内であり，この時間帯に受付をした患者が対象となる。当事例では，診療時間内である平日の18：30に受付を行っているため，当該加算を算定する。

外来感染対策向上加算は，診療所における外来診療時の感染防止対策に係る体制を評価する加算であって，患者１人につき月１回に限り算定が可能となる。

連携強化加算とサーベイランス強化加算は，外来感染対策向上加算に対するさらなる加算となる。

再診〔24日・27日〕

■**再診料**：A001再診料**75点×２**。いずれも時間内再診料を算定する。

A001「注11」明細書発行体制等加算**１点×２**。届出等の状況により，当該加算を再診料に加算する。なお，外来管理加算（A001「注８」）は，24日は手術，27日には処置が行われているため算定できない。

処置〔20日・27日〕

■**カテーテルによる耳管通気法**（20日）：J096「１」カテーテルによる耳管通気法（片側）**36点**。

■**耳処置**（27日）：J095耳処置（耳浴及び耳洗浄を含む）**27点**。

タリビッド耳科用液0.3％ 3mg 0.5mL（111.20円×0.5）＋ポピラール消毒液10％ 0.5mL（1.34円×0.5）＝56.404円⇒**６点**。同一目的（今回は「耳処置」）により使用した薬剤は，合算して算定する。

手術〔24日〕

■**鼓膜切開術（右側）**：K300鼓膜切開術**830点**。

■**イオントフォレーゼ**：K933イオントフォレーゼ加算**45点**。K300に掲げる手術に当たって，イオントフォレーゼを使用した場合に算定する。

■**薬剤料**：キシロカイン液４％ 3mL（11.30円×３）＝33.90円⇒**３点**。なお，ポピラール消毒液10％は，手術に当たって使用した外皮用殺菌剤であるため，当該手術の所定点数に含まれ別に算定できない（手術「通則２」）。

検査〔20日〕

■**耳漏－細菌顕微鏡及び細菌培養同定検査**：D017排泄物，滲出物又は分泌物の細菌顕微鏡検査「３」その他のもの67点＋D018細菌培養同定検査「５」その他の部位からの検体180点＝**247点**。

■**検体検査判断料・検体検査管理加算**：D026検体検査判断料「７」微生物学的検査判断料150点＋D026「注４」「イ」検体検査管理加算（Ⅰ）40点＝**190点**。施設基準等の届出により，検体検査管理加算（Ⅰ）を検体検査判断料に加算する。

■**標準純音聴力検査**：D244自覚的聴力検査「１」標準純音聴力検査，自記オージオメーターによる聴力検査**350点**。

■**中耳ファイバースコピー**：D300中耳ファイバースコピー**240点**。

画像診断〔24日〕

■**右耳X-Pデジタル撮影１回（電子画像管理）**：①＋②＋③＝**210点**。

①写真診断：E001　「１」「イ」**85点**。

（写真診断においては，耳，副鼻腔は頭部として「１」の「イ」により算定する）

②撮影：E002　「１」「ロ」**68点**。

③電子画像管理加算：エックス線診断料「通則４」電子画像管理加算「イ」単純撮影の場合**57点**。

処方箋料〔20日・24日〕

■**処方箋料**：F400処方箋料「３」１及び２以外の場合**60点×２**。

問２

初診〔29日〕

■**初診料**：A000初診料**291点×１**。9：30に来院しているので，時間内初診料を算定する。

医学管理等〔29日〕

■**肺血栓塞栓症予防管理料**：B001-6肺血栓塞栓症予防管理料**305点**。肺血栓塞栓症の予防を目的として下腿弾性ストッキングを用いた管理を行っている。

処置〔30日〕

■術後創傷処置（150cm²）：J000 創傷処置「2」100cm² 以上 500cm² 未満 **60 点**。ポビドンヨード外用液 10%「オオサキ」10mL（10.90 円）＝1 点。処置の項では15 円以下の薬剤（1 点）は，算定できない。薬剤は，2 点から算定できる。

■ドレーン法（その他）：J002「2」ドレーン法（ドレナージ）その他のもの **25 点**。

手術・麻酔 〔29 日〕

■急性汎発性腹膜炎手術：K639 急性汎発性腹膜炎手術 **14,400 点**。診療報酬明細書の摘要欄に，手術実施日を記載する。

■特定保険医療材料料：膀胱留置用ディスポーザブルカテーテル 2 管一般（Ⅱ）標準型 1 本（561 円）＋吸引留置カテーテル受動吸引型（フィルム・チューブドレーン/フィルム型）1 本（264 円）＝825 円⇒ **83 点**。手術で使用した特定保険医療材料費は，材料費を合算して四捨五入した点数にする。

■閉鎖循環式全身麻酔（その他）（1 時間 45 分）：L008 マスク又は気管内挿管による閉鎖循環式全身麻酔 5「ロ」**6,000 点**。2 時間以内となるので，所定点数のみを算定する。診療報酬明細書の摘要欄に，麻酔の実施日を記載する。

■酸素（液化酸素 CE）290L：酸素（液化酸素 CE）0.19 円×290L×1.3（補正率）＝71.63 円→72 円⇒ **7 点**。酸素の加算は，酸素の単価に使用した酸素の容積（リットル）及び補正率（1.3）を乗じて得た額の 1 円未満の端数を四捨五入して得た額の点数となる。

■薬剤料：亜酸化窒素 210g（2.50 円×210）＋セボフルラン吸入麻酔液「VTRS」30mL（29.00 円×30）＋キシロカインゼリー2% 5mL（6.50 円×5）＋アトロピン硫酸塩注 0.5mg「タナベ」0.05% 1mL 1 管（95.00 円）＋セファメジン α 点滴用キット 1g（生理食塩液 100mL 付）（762.00 円）＝2,284.50 円⇒ **228 点**。手術で使用した薬剤をまとめて算定する。

なお，ポビドンヨード外用液 10%「オオサキ」80mL は，手術に当たって使用した外皮用殺菌剤であるため，当該手術の所定点数に含まれ別に算定できない（手術「通則」）。

■麻酔管理料（Ⅰ）：L009 麻酔管理料（Ⅰ）「2」マスク又は気管内挿管による閉鎖循環式全身麻酔を行った場合 **1,050 点×1**。当該管理料を算定する際に，「緊急の場合を除き，麻酔前後の診察は，当該麻酔を実施した日以外に行われなければならない」とされていて，症例では術前の診察は行っておらず，30 日に麻酔後回診のみが行われている。ただし，緊急手術に伴う麻酔のため術前の診察は行っていなくても算定が可能と判断できる。麻酔科医による麻酔が行われており，施設基準の届出等により麻酔管理料（Ⅰ）「2」を算定する。

検査・病理診断 〔29 日・30 日〕

（29 日）

■末梢血液一般，像（鏡検法）：D005「5」末梢血液一般 21 点＋D005「6」末梢血液像（鏡検法）25 点＝**46 点**。

■AST～蛋白分画：D007「注」「ハ」AST～蛋白分画 103 点＋「注」入院時初回加算 20 点＝**123 点**。AST～蛋白分画までの 10 項目は，D007「1」～「4」にあたり，D007「注」「ハ」10 項目以上 103 点に該当。当該点数に入院時初回加算の 20 点を加算する。

■ABO・Rh（D），CRP：D011「1」ABO 血液型 24 点＋D011「1」Rh（D）血液型 24 点＋D015「1」CRP16 点＝**64 点**。

■HBs 抗原定性・半定量，HCV 抗体定性・定量：D013「1」HBs 抗原定性・半定量 29 点＋D013「5」HCV 抗体定性・定量 102 点＝**131 点**。

■超音波検査（断層撮影法）（腹部）消化管領域：D215 超音波検査「2」断層撮影法（心臓超音波検査を除く）「ロ」その他の場合（1）胸腹部 **530 点**。当該検査を算定する場合は，検査を行った領域について診療報酬明細書の摘要欄に該当項目を記載する。

■検体検査判断料・検体検査管理加算：D026「3」血液学的検査判断料 125 点＋D026「4」生化学的検査（Ⅰ）判断料 144 点＋D026「6」免疫学的検査判断料 144 点＋D026「注 4」「ロ」検体検査管理加算（Ⅱ）100 点＝**513 点**。施設基準等の届出により，検体検査管理加算（Ⅱ）を検体検査判断料に加算する。

（30 日）

■末梢血液一般：D005「5」末梢血液一般 **21 点**。

■CRP：D015「1」CRP**16 点**。なお，判断料は，29 日に算定済み。

画像診断 〔29 日〕

■腹部 X-P デジタル 2 回撮影（電子画像管理）：①＋②＋③＝**287 点**。

①写真診断：E001「1」「イ」85 点＋（85 点×0.5）＝127.5⇒ **128 点**。

②撮影：E002「1」「ロ」68 点＋（68 点×0.5）＝**102 点**。

③電子画像管理加算：エックス線診断料「通則 4」電子画像管理加算「イ」単純撮影の場合 **57 点**。

■腹部 MRI（3 テスラ以上）（電子画像管理）：①＋②＝**1,720 点**。

① MRI 撮影：E202「1」「ロ」**1,600 点**。

②電子画像管理加算：コンピューター断層撮影診断料「通則 3」電子画像管理加算 **120 点**。

■コンピューター断層診断：E203 コンピューター断層診断 **450 点**。

入院料等 〔29 日・30 日〕

■入院料（29 日）：（A100）急性期一般入院料 4　1,462 点＋初期加算（14 日以内）450 点＝1,912 点となる。また，入院基本料等加算は，①（A204-2）臨床研修病院入院診療加算 2　協力型 20 点，②（A205）救急医療管理加算 1　1,050 点，③（A207）診療録管理体制加算 2　100 点，④（A207-2）医師事務作業補助体制加算 1（75 対 1）370 点，⑤（207-3）急性期看護補助体制加算（25 対 1）（看護補助者 5 割以上）240 点，⑥（A218）地域加算「3 級地」14 点，⑦（A219）療養環境加算 25 点，⑧（A234）医療安全対策加算 1　85 点，⑨（A234-2）感染対策向上加算 2　175 点，⑩（A234-2「注 3」）連携強化加算 30 点，⑪（A234-2「注 4」）サーベイランス強化加算 5 点，⑫（A245）データ提出加算 1　145 点。

よって入院基本料＋①＋②＋③＋④＋⑤＋⑥＋⑦＋⑧＋

⑨＋⑩＋⑪＋⑫＝ 4,171 点× 1 日となる。

届出等の状況により急性期一般入院料 4，救急医療管理加算 1，診療録管理体制加算 2，医師事務作業補助体制加算 1（75 対 1），急性期看護補助体制加算（25 対 1）（看護補助者 5 割以上），療養環境加算，医療安全対策加算 1，感染対策向上加算 2，連携強化加算，サーベイランス強化加算，臨床研修病院入院診療加算 2（協力型），地域加算 3 級地を算定する。なお，救急医療管理加算 1 は，緊急に入院を必要とする重症患者に対して救急医療が行われた場合に算定できるものであり，今回の症例では「ケ　緊急手術，緊急カテーテル治療・検査又は t-PA 療法を必要とする状態」に該当する。

■入院料（30 日）：入院基本料＋②＋⑤＋⑥＋⑦＝ 3,241 点× 1 日となる。

食事〔29 日・30 日〕

■入院時食事療養費：両日ともに禁食であるため算定しない。

問 1

診療報酬明細書
（医科入院外）

令和　5　年　11　月分

都道府県番号　医療機関コード

1 医科	①社・国 2 公費	3 後期	①単独 2 2併 3 3併	2 本外 4 六外 ⑥家外	8 高外一 0 高外７

保険者番号	0 1 1 3 0 0 1 2	給付割合	10 9 8 7（ ）

被保険者証・被保険者手帳等の記号・番号	5488329・268（枝番）01

公費負担者番号①		公費負担医療の受給者番号①	
公費負担者番号②		公費負担医療の受給者番号②	

氏名	筒井　みのり
	1男 ②女 1明 2大 3昭 ④平 5令 25．3．12 生
職務上の事由	1 職務上　2 下船後３月以内　3 通勤災害

特記事項

保険医療機関の所在地及び名称

（　　床）

傷病名	診療開始日	転帰	診療実日数
(1) 滲出性中耳炎（主）	(1) 5 年11月20日	治ゆ　死亡　中止	保険 3 日
(2)	(2) 年 月 日		公費① 日
(3)	(3) 年 月 日		公費② 日

区分	項目	点数×回数	回	点
11 初診	時間外・休日・深夜（時間外に丸）		1 回	351 点
12 再診	再診	76 ×	2 回	152
	外来管理加算	×	回	
	時間外	×	回	
	休日	×	回	
	深夜	×	回	
13 医学管理				
40 処置			2 回	63
	薬剤			6
50 手術麻酔			2 回	875
	薬剤			3
60 検査病理			4 回	1,027
	薬剤			
70 画像診断			1 回	210
	薬剤			
80 その他	処方箋		2 回	120
	薬剤			

公費分点数

区分	摘要	点数	回数
⑪	夜早	50	× 1
	初感 初連 初サ	10	× 1
⑫	明	1	× 2
⑷⓪	耳管処置 1（片側）	36	× 1
	耳処置	27	× 1
	タリビッド耳科用液 0.3% 3mg 0.5mL ポピラール消毒液 10% 0.5mL	6	× 1
㊿	鼓膜切開術（右側）　24 日	830	× 1
	イオントフォレーゼ加算	45	× 1
	キシロカイン液 4% 3mL	3	× 1
⑥⓪	S-M，培養同定検査（その他）	247	× 1
	判微 検管Ⅰ	190	× 1
	標準純音聴力検査	350	× 1
	EF-中耳	240	× 1
⑦⓪	右耳 X-P デジタル 1 回撮影 電画	210	× 1
⑧⓪	処方箋料 3	60	× 2

療養の給付	請求 点	※決定 点	一部負担金額 円
保険	2,807		減額 割(円)免除・支払猶予
公費①	点	※ 点	円
公費②	点	※ 点	円

※高額療養費 円	※公費負担点数 点	※公費負担点数 点

問2

診療報酬明細書

（医科入院）

令和 5 年 11 月分

都道府県番号　医療機関コード

1 医科	①社・国 2 公費	3 後期	①単独 2 2併 3 3併	①本入 3 六入 5 家入	7 高入一 9 高入7

保険者番号	0	6	1	3	8	7	0	0	給付割合 10 9 8 7 ( )

被保険者証・被保険者手帳等の記号・番号　12659845・313 (枝番) 00

公費負担者番号①　公費負担医療の受給者番号①

公費負担者番号②　公費負担医療の受給者番号②

区分　精神　結核　療養　　特記事項

保険医療機関の所在地及び名称

氏名　若林　将太

①男　2女　1明　2大　3昭　④平　5令　2 . 8 . 20 生

職務上の事由　1 職務上　2 下船後3月以内　3 通勤災害

傷病名	診療開始日	転帰	診療実日数
(1) (主)虫垂穿孔性急性腹膜炎	(1) 5 年11月29日	治ゆ　死亡　中止	保険 2 日
(2)	(2) 年 月 日		公費① 日
(3)	(3) 年 月 日		公費② 日

区分			回数等	点数	公費分点数
11	初診	時間外・休日・深夜	1 回	291 点	
13	医学管理			305	
14	在宅				
20 投薬	21 内服		単位		
	22 屯服		単位		
	23 外用		単位		
	24 調剤		日		
	26 麻毒		日		
	27 調基				
30 注射	31 皮下筋肉内		回		
	32 静脈内		回		
	33 その他		回		
40 処置			2 回	85	
	薬剤				
50 手術麻酔			3 回	21,540	
	薬剤			228	
60 検査病理			7 回	1,444	
	薬剤				
70 画像診断			1 回	2,457	
	薬剤				
80 その他					
	薬剤				

90 入院

入院年月日　5 年 11 月 29 日

㊮ 診　90 入院基本料・加算　点

加算	点数		日数		合計
急一般4	4,171	×	1	日間	4,171
臨修	3,241	×	1	日間	3,241
救医1		×		日間	
録管2		×		日間	
医1の75		×		日間	
急25上					
環境					
安全1					
感向2					
感連					
感サ					
デ提1					

92 特定入院料・その他

（摘要欄）

⑬ 肺予　305 × 1

⑭ 創傷処置2　60 × 1
ドレーン法（その他）　25 × 1

⑮ 急性汎発性腹膜炎手術 29日　14,400 × 1
膀胱留置用ディスポーザブルカテーテル
2管一般（Ⅱ）標準型（561円）1本
吸引留置カテーテル受動吸引型
（フィルム・チューブドレーン/フィルム型）
（264円）1本　83 × 1

閉鎖循環式全身麻酔5（1時間45分）29日　6,000 × 1
液化酸素CE 290L
（0.19円 × 290L × 1.3）÷ 10　7 × 1
亜酸化窒素 210g
セボフルラン吸入麻酔液「VTRS」30mL
キシロカインゼリー2% 5mL
アトロピン硫酸塩注0.5mg「タナベ」0.05% 1mL 1管
セファメジンα点滴用キット 1g
（生理食塩液100mL付）1キット　228 × 1

麻管Ⅰ　1,050 × 1

※高額療養費　円　※公費負担点数　点　※公費負担点数　点

97 食事・生活			
基準	円×	回	基準(生)　円 × 回
特別	円×	回	特別(生)　円 × 回
食堂	円×	日	
環境	円×	日	減・免・猶・Ⅰ・Ⅱ・3月超

療養の給付	請求 点	※決定 点	負担金額 円
保険	33,762		減額 割(円)免除・支払猶予
公費①	点	※ 点	円
公費②	点	※ 点	円

食事・生活療養	回	請求 円	※決定 円	(標準負担額) 円
保険	回			
公費①	回	円	※ 円	円
公費②	回	円	※ 円	円

診療報酬明細書

（医科入院）

令和　5　年　11　月分

都道府県番号　医療機関コード

1 医科	①社・国 2 公費	3 後期	①単独 2 2併 3 3併	①本入 3 六入 5 家入 7 高入一 9 高入7

保険者番号	0 6 1 3 8 7 0 0
給付割合	10 9 8 7 （ ）
被保険者証・被保険者手帳等の記号・番号	12659845・313（枝番）00

公費負担者番号①	
公費負担医療の受給者番号①	
公費負担者番号②	
公費負担医療の受給者番号②	

区分　精神　結核　療養

特記事項

保険医療機関の所在地及び名称

氏名：若林　将太

①男　2女　1明　2大　3昭　④平　5令　2 . 8 . 20 生

職務上の事由　1 職務上　2 下船後３月以内　3 通勤災害

傷病名	(1) (2) (3)	
診療開始日	(1) 年 月 日 (2) 年 月 日 (3) 年 月 日	
転帰	治ゆ　死亡　中止	
診療実日数	保険 日　公費① 日　公費② 日	

区分	項目	公費分点数
11 初診	時間外・休日・深夜　回　点	
13 医学管理		
14 在宅		
20 投薬	21 内服 単位 / 22 屯服 単位 / 23 外用 単位 / 24 調剤 日 / 26 麻毒 日 / 27 調基	
30 注射	31 皮下筋肉内 回 / 32 静脈内 回 / 33 その他 回	
40 処置	回 / 薬剤	
50 手術麻酔	回 / 薬剤	
60 検査病理	回 / 薬剤	
70 画像診断	回 / 薬剤	
80 その他	薬剤	
90 入院	入院年月日　年　月　日 / 病　診　90 入院基本料・加算　点 / × 日間 / × 日間 / × 日間 / × 日間 / × 日間 / 92 特定入院料・その他	

⑥⓪	B-末梢血液一般，像（鏡検法）	46 × 1
	B-ABO・Rh，CRP	64 × 1
	B-AST，ALT，クレアチニン，TP，BUN Alb（BCP 改良法・BCG 法），ALP，LD，K，蛋白分画（初回加算）	123 × 1
	HBs 抗原定性・半定量，HCV 抗体定性・定量	131 × 1
	B-末梢血液一般	21 × 1
	B-CRP	16 × 1
	判血　判生Ⅰ　判免　検管Ⅱ	513 × 1
	超音波検査（断層撮影法）（胸腹部）ア（消化器領域）	530 × 1
⑦⓪	腹部 X-P デジタル 2 回撮影 電画	287 × 1
	腹部 MRI（3 テスラ以上）電画	1,720 × 1
	コンピューター断層診断	450 × 1
⑨⓪	急一般 4（14 日以内），臨修（協力型），救医 1（ケ緊急手術を必要「急性汎発性腹膜炎手術」）録管 2，医 1 の 75，急 25 上，環境，安全 1，感向 2 感連，感サ，デ提 1，3 級地	4,171 × 1
	急一般 4（14 日以内），救医 1（ケ緊急手術を必要「急性汎発性腹膜炎手術」），急 25 上，環境 3 級地	3,241 × 1

※高額療養費　円	※公費負担点数　点	※公費負担点数　点	
97 食事・生活	基準 円× 回 / 特別 円× 回 / 食堂 円× 回 / 環境 円× 回	基準(生) 円× 回 / 特別(生) 円× 回	減・免・猶・Ⅰ・Ⅱ・3月超

療養の給付	請求 点	※決定 点	負担金額 円
保険			減額 割(円)免除・支払猶予
公費①	点	※ 点	円
公費②	点	※ 点	円

食事・生活療養	回	請求 円	※決定 円	（標準負担額） 円
保険	回			
公費①	回	円	※ 円	円
公費②	回	円	※ 円	円

2級医療秘書実務能力認定試験
解答・解説

①	2022年11月13日（日）	13:30～15:10	➡問題はp. 26
②	2023年11月12日（日）	13:30～15:10	➡問題はp. 35

1 2022年11月実施
２級医療秘書実務能力認定試験〔解答・解説〕

➡問題は p. 26

学科問題

問1 a

ホスピタリティには，「おもてなし」「歓待」という意味があります。マニュアルどおりにこなすだけでは，外見上どんなに丁寧に対応することができても，思いやりや気配り，感謝の心が込もっていなければ冷たいものになってしまいます。相手にどのように接すれば良いかを自ら考え，その思いを相手に伝えることが「おもてなし」です。

問2 d

職場の人間関係はとても重要です。自分だけでなく，他の人も気持ち良く仕事ができるように，お互いに思いやりをもって取り組みましょう。人間関係が良好になり，コミュニケーションが円滑だと，業務の流れや状況を適切に把握することができ，結果として仕事が効率的に進みます。

問3 a

多くの場合，励ましは厳禁です。「頑張りましょう」「元気を出して」「応援しています」など不用意に励ますと，本人を追い詰めることになりかねません。できるだけ自然に接し，本人が安心して心と身体を休めるようにすることが大切です。

問4 b

伝言メモは，不在だった人が，戻った後に見るものなので，「相手は誰か」「用件は何か」が重要です。かかってきた場所を記録しておいても意味がありません。

問5 a

障害の事実を知ったとき，人の気持ちは次のような５つの心理的プロセスをたどると考えられています。社会福祉や障害者福祉に携わる人に知られる「障害受容のプロセス」です。

①ショック期：心理的衝撃を受けているが，障害を人ごとのように感じている。
②否認期：障害を受け入れることができず，回復を期待する。
③混乱期：自分を責めたり，人にあたり散らすなどの攻撃的な行動に出る。
④努力期：自分自身で努力しなければならないことに目覚め，行動に前向きな姿勢が生まれる。
⑤受容期：価値観を転換し，障害を自分の一部として受け止められるようになる。

問6 c

目上の人（上司や院外の人）に対しての返答は，関係や状況によって使い分けられます。「分かりました」を伝えるのに適した敬語は「承知しました」です。「承知」は申し入れや頼みを聞き入れることです。また，「了解」「了承」は，事情や事柄の内容などを理解して認めることで，目上の人に使うのは失礼にあたります。

問7 d

個人情報を第三者へ情報提供をする際には，あらかじめ患者本人の同意が必要となります。ただし，第三者であっても，次の場合には情報提供が許されています〔個人情報の保護に関する法律第27条（第三者提供の制限）より〕。

①法令にもとづく場合。
②人命・身体または財産の確保のために必要があり，本人の同意を得ることが困難であるとき。
③公衆衛生の向上，または児童の健全な育成の推進のために特に必要であり，本人の同意を得ることが困難であるとき。

設問 a，c は①に，b は③に該当します。

問8 c

「御霊前」は浄土真宗を除く仏式，神式，キリスト教式すべての通夜・告別式に通用します。

問9 c

頭語は文書の書き出しで用いる言葉で，「謹んで申し上げます」などのように，相手への敬意を表します。結語は，頭語を受けて文の最後に「失礼いたします」の意味でつける言葉です。このため，院内（社内）文書では頭語や結語は省略します。

問10 c

セカンドオピニオンは，患者が納得して治療を選択できるようにするために，現在診療を受けている担当医とは別に，違う医療機関の医師に「第２の意見」を求めることです。なお，説明と同意の用語は，インフォームドコンセントです。

問11 c

医療法にて，病院は次のように定められています。

『この法律において，「病院」とは，医師又は歯科医師が，公衆又は特定多数人のため医業又は歯科医業を行う場所であって20人以上の患者を入院させるための施設を有するものをいう。病院は，傷病者が，科学的でかつ適正な診療を受けることができる便宜を与えることを主たる目的として組織され，かつ運営されるものでなければならない』（医療法第１条の5）。

問12 d

日本の医療保険制度の体系は，「職域保険」と「地域保険」に分かれます。「職域保険」は「被用者保険」とも言い，サラリーマン，OL が加入する健康保険，船員が加入する船員保険，公務員や私学の職員が加入する共済保険があります。
「地域保険」は「被用者保険」に加入していない農業や自営業の人のための保険で，国民健康保険と国民健康保険組合があります。

問 13　c

2007 年 4 月の健康保険法の一部改正により，任意継続被保険者に対する傷病手当金・出産手当金の支給は廃止となりました。ただし，健康保険法第 104 条により資格喪失前に強制被保険者期間が 1 年以上ある場合において在職中から傷病手当金・出産手当金を受けている方，または受けられる状態にあった方は給付を受けることができます。

問 14　a

生活保護には 8 種類の扶助があり，そのうちの 1 つが医療扶助です。病気やけがの治療のため，医療機関等にかかるための費用を扶助します。

問 15　b

保険診療を行うためには，病院・診療所が保険医療を扱う機関として厚生労働大臣から指定を受けなければなりません。また，この機関指定方式に併せて，保険診療の担当者として厚生労働大臣が医師個人を登録する登録方式を採用しています。

問 16　b

処方箋の有効期限は，交付の日を含めて 4 日（日曜日や祝日を含む）です。有効期限が過ぎると保険薬局では受付できなくなり，医療機関で再発行をしてもらうことになります。再発行は健康保険が適用されないため，費用は全額患者の自己負担となります。

問 17　a

診療明細書の交付については，次のように定められています。
「厚生労働大臣の定める保険医療機関は，前項に規定する領収証を交付するときは，正当な理由がない限り，当該費用の計算の基礎となった項目ごとに記載した明細書を交付しなければならない」（保険医療機関及び保険医療養担当規則第 5 条の 2・第 2 項）。

問 18　d

入院期間が 180 日を超えた日以後の入院料については，保険外併用療養費の「選定療養」となり，対象入院料の 15%が自己負担になります。ただし，重度肢体不自由者・化学療法実施患者・透析患者等は対象となりません。

問 19　b

保健師については，保健師助産師看護師法第 2 条に，『この法律において「保健師」とは，厚生労働大臣の免許を受けて，保健師の名称を用いて，保健指導に従事することを業とするものをいう』と定められています。
なお，a. 栄養士は都道府県知事，c. 准看護師は都道府県知事より免許を受けます。d. 診療情報管理士は，四病院団体協議会と公益社団法人医療研修推進団体が共同認定する資格です。

問 20　d

介護報酬は，「単位数表」により算定した単位数に，地域別（1 級地～7 級地，その他の 8 区分）の「1 単位の単価」を乗じた額となります。1 単位の単価は全国統一単価とせず，地域差を考慮に入れ，10.00 円～11.40 円となっています。なお，（介護予防）居宅療養管理指導及び福祉用具貸与の 1 単位の単価は全国一律 10 円です。

問 21　e

咽頭扁桃とは，鼻の奥の上咽頭という部分にあるリンパ組織で，アデノイドとも言います。

問 22　c

軟口蓋とは，口蓋のうち硬口蓋後方の柔らかい粘膜性のヒダ部分のことです。

問 23　d

喉頭蓋とは，粘膜に覆われた軟骨からなる喉頭の上縁を構成する組織のことです。嚥下時に気管に蓋をするように働き，嚥下内容物が食道へ流れこむように，本来とは逆の向きへ傾きます。

問 24　b

甲状軟骨とは，喉頭の骨格（喉頭を含む内外の軟骨構造）を作る 9 本のうち最大のものです。俗に「のどぼとけ」と呼ばれる喉頭隆起として，容易に触れることができます。

問 25　a

声帯とは，喉頭の中に左右 1 対ある粘膜の隆起で，呼気により振動して声を生成する器官を言います。

問 26　a

PT は主に外因系の凝固活性を測定する検査で，APTT は主に内因系凝固因子の活性をみる検査です。
BS（血糖）と HbA1c は糖尿病の検査です。HbA1c は，血液中のヘモグロビンにブドウ糖が結びついたもので，過去 1～2 カ月の血糖状態を把握できる数値です。
AST と ALT は，肝臓の状態を把握する際に検査される血液中の物質です。これらは肝臓が障害され肝細胞が壊れると，血液中に大量に漏れ出すため，肝機能検査に利用されています。
BUN と Cre は腎機能をみる指標となる検査です。いずれも腎機能が低下すると腎臓から排出されず，血液中にたまり高値になります。

問 27　c

小腸は，胃と大腸の間にある部分で胃に近いほうから十二指腸，空腸，回腸に区分されます。胆汁や膵臓からの酵素は十二指腸に分泌されるため，消化の大部分は小腸で行われます。

問 28　c

尿崩症は，抗利尿ホルモンの不足により腎臓の水分吸収機能が低下して，多量の尿が排出される状態です。

問 29　b

心臓を拍動させる興奮刺激の流れを刺激伝導系と呼びます。心臓の興奮刺激は右心房にある洞房結節で一定期間ごとに発生します。この間隔によって心臓の拍動（心拍）の速さが決まります。洞房結節で発生した興奮刺激は心房の収縮を起こし，心房内の心筋を通って房室結節へと伝わります。さらに興奮刺激は，房室結節からヒス束→左脚・右脚→プルキンエ線維へと順々に伝わり，心室の収縮を起こします。

問 30　b

HB（Hepatitis B）は，B 型肝炎ウイルス（HBV）に感染することで発症するウイルス肝炎の一つです。高血圧症は，HT（Hypertension）となります。

実技問題

再診〔7 日・8 日・13 日・26 日〕

■再診料：A001 再診料 **75 点× 4 ＝ 300 点**。

A001「注 3」複数科再診料 **38 点× 1**。13 日は同一日に整形外科と内科を受診しているため，整形外科で再診料を算定し，内科で複数科再診料を算定する。摘要欄には（複再）と診療科名を記載する。

A001「注 5」深夜加算 **420 点× 1**。26 日は AM5：10 の受診なので深夜加算 420 点を加算する。

なお，7 日は手術，8 日は処置，13 日は生活習慣病管理料，26 日は内視鏡検査を行っているため，A001「注 8」外来管理加算は算定できない。

A001「注 19」医療情報取得加算 4（3 月に 1 回に限り 1 点）は前月算定済みのため加算しない。

医学管理等〔7 日・13 日・26 日〕

■生活習慣病管理料（Ⅱ）（13 日）：B001-3-3 生活習慣病管理料（Ⅱ）333 点× 1。生活習慣病管理料の基準を満たす保険医療機関において，対象疾患である糖尿病，脂質異常症の患者に生活習慣に関する総合的な治療計画書を交付し，患者の同意を得ている。診療録の「P」の記載内容から，B001-3-3 生活習慣病管理料（Ⅱ）333 点を算定する。レセプト摘要欄には（生 2）を記載する。

■薬剤情報提供料（7 日・13 日・26 日）：B011-3 薬剤情報提供料 4 点＋「注 2」手帳記載加算 3 点＝ 7 点。**7 点× 3**。薬剤情報提供料は生活習慣病管理料（Ⅱ）に含まれず算定できる。用法，用量，効能，副作用等の情報を明記した文書を患者に提供した場合，B011-3 薬剤情報提供料 4 点（月 1 回，処方の内容に変更があった場合は，そのつど）を算定する。また，B011-3「注 2」より，薬剤服用歴手帳への記載があるため，手帳記載加算として 3 点を加算することができる。レセプト摘要欄には，（薬情）（手帳）と記載する。

投薬〔7 日・13 日・26 日〕

■内服薬：（13 日）メトホルミン塩酸塩 250mg「日医工」3T　10.10 円× 3 ＝ 30.30 円→ 3 点。28 日分投薬で，**3 点× 28**。

（13 日）アトルバスタチン錠 10mg「日医工」1T　14.80 円→ 1 点。28 日分投薬で，**1 点× 28**。

（13 日・26 日）ジャヌビア錠 50mg 1T　118.10 円→ 12 点。13 日に 14 日分，26 日に 14 日分投薬で，**12 点× 28**。

（26 日）セフゾンカプセル 100mg 3C（59.70 円× 3）＋ビオフェルミン R 錠 3T（5.90 円× 3）＝ 196.80 円→ 20 点。4 日分投薬で，**20 点× 4**。

■屯服薬（7 日）：ポンタールカプセル 250mg 2C　7.80 円× 2 ＝ 15.60 円→ 2 点。2 回分投薬で，**2 点× 2**。レセプト摘要欄には，薬剤名，規格単位及び 1 回分の投与量を記載する。

■調剤料（7 日・13 日・26 日）：F001「1」「イ」内服薬，屯服薬（1 処方につき）11 点→ **11 点× 3** を算定する。

■処方料（7 日・13 日・26 日）：F100「3」1 及び 2 以外の場合 42 点を算定する。**42 点× 3**。

■調剤技術基本料（7 日）：薬剤師常勤の条件が満たされているので，F500 調剤技術基本料「2」その他の患者に投薬を行った場合（外来）14 点を算定する。**14 点× 1**。

処置〔8 日・13 日〕

■創傷処置：J000「1」**52 点× 2**。創傷処置「1」（100cm² 未満）52 点を算定する。

なお，ポビドンヨード外用液 10%「オオサキ」（10% 10mL 10.90 円）は 15 円以下のため算定できない。

手術〔7 日〕

■皮膚皮下腫瘍摘出術（1.5cm）：K006 皮膚，皮下腫瘍摘出術（露出部以外）「1」長径 3cm 未満　**1,280 点× 1**。「露出部」とは K000 創傷処理の「注 2」の「露出部」と同一部位となるため，上腕部については露出部以外を算定する。摘要欄には，「皮膚，皮下腫瘍摘出術（露出部以外）（長径 3cm 未満）7 日」と記載する。

■手術薬剤：キシロカイン注射液 2% 5mL（10mL 158 円× 0.5）＋生理食塩液 20mL 1A（62 円）＝ 141 円→ 14 点。**14 点× 1**。

なお，ポビドンヨード外用液 10%「オオサキ」は外皮用殺菌剤のため算定しない。

検査・病理診断〔13 日・26 日〕

■尿一般（13 日）：D000 尿中一般物質定性半定量検査 **26 点× 1**。

■末梢血液一般，HbA1c（13 日）：D005「5」末梢血液一般 21 点＋ D005「9」HbA1c 49 点＝ **70 点× 1**。

■ TP～K（13 日）：D007 血液化学検査「注」「ハ」**103 点× 1**。TP～K は血液化学検査「注」に該当する検査。10 項目以上の 103 点を算定する。

■検体検査実施料（13日）：「通則3」外来迅速検体検査加算10点×5項目＝**50点×1**。検査実施日当日中に，本人に説明のうえ「検査結果報告書」を交付しているため5項目を限度として1項目10点の外来迅速検体検査加算を算定する。レセプト摘要欄には，(外迅検)5項目と記載する。なお，26日は時間外緊急院内検査加算を算定しているため，同一日に外来迅速検体検査加算は算定できない。
（26日）「通則1」時間外緊急院内検査加算　**200点×1**。AM5：20（深夜）に検体検査を行っているため，「検体検査料」「検体検査実施料」の「通則1」に定められた200点を加算する。レセプト摘要欄には，(緊検)と検査開始日時を記載する。

■末梢血液一般（26日）：D005「5」末梢血液一般**21点×1**。

■ CRP（26日）：D015「1」C反応性蛋白（CRP）**16点×1**。

■ AST〜K（26日）：D007血液化学検査「注」「ハ」**103点×1**。AST〜Kは血液化学検査「注」に該当する検査。10項目以上の103点を算定する。

■ EF- 胃・十二指腸（AM5：45）（26日）D308胃・十二指腸ファイバースコピー（深夜加算）**2,052点×1**。胃・十二指腸ファイバースコピーをAM5：45（深夜）に行っているため，内視鏡検査の「通則5」により100分の80を加算（1.8倍）する。1,140点×1.8倍＝2,052点。

■ B-V（13日・26日）：D400血液採取「1」（B-V）**40点×2**。13日と26日に検体採取として静脈採血を行っているのでD400血液採取「1」40点算定する。

■検体検査判断料，検体検査管理加算（13日・26日）：D026検体検査判断料「3」血液学的検査判断料125点＋D026「4」生化学的検査（Ⅰ）判断料144点＋D026「6」免疫学的検査144点＋D026「注4」「イ」検体検査管理加算（Ⅰ）40点＝**453点×1**。

検体検査判断料については，D026検体検査判断料のうち，「3」血液学的検査判断料125点，「4」生化学的検査（Ⅰ）判断料144点，「6」免疫学的検査判断料144点を算定する。また，届出の状況に検体検査管理加算（Ⅱ）があるが，外来であることから，「注4」「イ」検体検査管理加算（Ⅰ）40点を加算する。

秘書2級 解答 ① ②

① 診療報酬明細書 (医科入院外)　　令和 4 年 9 月分

都道府県番号　医療機関コード

1 医科	①社・国 2 公 費	3 後期	①単独 2 2併 3 3併	② 本外 4 六外 6 家外 8 高外一 0 高外7

保険者番号 0 6 1 3 9 8 9 3　給付割合 10 9 8 7 ( )

公費負担者番号①　公費負担医療の受給者番号①
公費負担者番号②　公費負担医療の受給者番号②

被保険者証・被保険者手帳等の記号・番号　13・36569　(枝番)00

氏名　青木　紳一郎
①男 2女 1明 2大 ③昭 4平 5令 45. 6. 27 生

特記事項

保険医療機関の所在地及び名称　(100 床)

職務上の事由　1 職務上 2 下船後3月以内 3 通勤災害

傷病名	診療開始日	転帰
(1) (主)糖尿病	(1) 4年2月9日	
(2) 脂質異常症	(2) 4年2月9日	
(3) 左上腕部石灰化上皮腫	(3) 4年9月7日	治ゆ (3)
(4) 急性胃腸炎	(3) 4年9月26日	死亡
(5) アニサキス症疑い	(3) 4年9月26日	中止 (5)

診療実日数　保険 4 日　公費① 日　公費② 日

区分				点
11 初診	時間外・休日・深夜		回	
12 再診	再診	×	5 回	338
	外来管理加算	×	回	
	時間外	×	回	
	休日	×	回	
	深夜	420 ×	1 回	420
13 医学管理				354
14 在宅	往診		回	
	夜間		回	
	深夜・緊急		回	
	在宅患者訪問診療		回	
	その他			
	薬剤			
20 投薬	21 内服 薬剤		88 単位	528
	21 内服 調剤	11 ×	3 回	33
	22 屯服 薬剤		2 単位	4
	23 外用 薬剤		単位	
	23 外用 調剤	×	回	
	25 処方	42 ×	3 回	126
	26 麻毒		回	
	27 調基			14
30 注射	31 皮下筋肉内		回	
	32 静脈内		回	
	33 その他		回	
40 処置			2 回	104
	薬剤			
50 手術・麻酔			1 回	1,280
	薬剤			14
60 検査・病理			12 回	3,174
	薬剤			12
70 画像診断			回	
	薬剤			
80 その他	処方箋		回	
	薬剤			

公費分点数 ②

	内容			点数×回数
12	(複再) 内科	③	④	38 × 1
13	(生Ⅱ)	⑤	⑥	333 × 1
	(薬情) (手帳)	⑦	⑧	7 × 3
21	メトホルミン塩酸塩錠250mg MT「日医工」 3T			3 × 28
	アトルバスタチン錠10mg「日医工」 1T			1 × 28
	ジャヌビア錠50mg 1T			12 × 28
	セフゾンカプセル100mg 3C / ビオフェルミンR錠 3T		⑨	20 × 4
22	ポンタールカプセル250mg 2C	⑩	⑪	2 × 2
40	創傷処置(100cm² 未満)	⑫	⑬	52 × 2
50	皮膚、皮下腫瘍摘出術(露出部以外)(長径3cm未満) 7日	⑭	⑮	1,280 × 1
	キシロカイン注射液2% 5mL / 生理食塩液20mL 1A	⑯	⑰	14 × 1
60	U-検			26 × 1
	B-末梢血液一般、HbA1c			70 × 1
	B-TP、Alb(BCP改良法・BCG法)、AST、ALT、LD、T-Bil、ALP、CK、γ-GT、BUN、Cre、UA、BS、T-cho、TG、HDL-cho、NaCl、K			103 × 1
	(外迅検) 5項目	⑱	⑲	50 × 1 ⑳
	(緊検) 26日 AM5:20	㉑	㉒	200 × 1
	B-末梢血液一般			21 × 1
	B-CRP			16 × 1
	B-AST、ALT、LD、γ-GT、Amy、Cre、BUN、CK、BS、NaCl、K			103 × 1
	B-V			40 × 2
	(判血) (判生Ⅰ) (判免) (検管Ⅰ)	㉓	㉔	453 × 1
	EF-胃・十二指腸		㉕	2,052 × 1
	キシロカインビスカス2% 5mL			
	キシロカインゼリー2% 5mL			
	ブスコパン注20mg 2% 1mL 1A		㉖	12 × 1

療養の給付	請求 点	※決定 点	一部負担金額 円
保険	6,401		減額 割(円)免除・支払猶予
公費①	点	※ 点	円
公費②	点	※ 点	円

※高額療養費 円　※公費負担点数 点　※公費負担点数 点

2級医療秘書実務能力認定試験〔解答・解説〕

➡問題はp. 35

学科問題

問1 a

接遇サービスの基本は，患者によって差別することなく，すべての患者に平等なサービスを提供することです。したがって，患者の要望すべてに対応するということはできません。

問2 c

複数のことを伝える場合は，話す順序を考え重要なことから伝えます。

問3 d

「痛くないよ」という声かけは「痛かった，嘘つきだ」という不信感を抱いてしまうので避けましょう。「チクッと痛いけど，ほんの少しですよ」などと嘘をつかないこと，また治療後は「頑張ったね」「偉かったね」という一言をかけ，頑張りを褒めてあげましょう。

問4 b

院内に植物を置くことで，殺伐とした部屋が温かい雰囲気に変わり，診察を待つまでの時間に感じる不安や心配といった感情をやわらげることが期待できます。

問5 b

インフォームド・コンセントは医師だけでなく，医療機関でのサービスを提供するスタッフすべてにかかわることです。医師が行うインフォームド・コンセントは，病気や容態，検査や治療の内容，その危険性などを説明し同意を得ることですが，医師以外のスタッフにも医師の説明を補足し，医師と患者との橋渡しや調整をする重要な役割があります。

問6 c

患者から見た場合，自分も院長も医療機関としては身内の人間です。この場合，たとえ自分より目上の者に対してであっても敬語は使いません。正しくは，「ただいま院長は出かけております」といったかたちとなります。

問7 c

患者コードや患者コードを示したバーコード等はその医療機関においては患者を特定できるものとなるので，個人情報保護法にかかわる個人情報となります。

問8 d

案内状に必要なのは，懇談会の開始・終了時間で，A会館の営業時間を書く必要はありません。

問9 c

肩書や団体名を入れるときは，名前の右横に，名前よりも小さめの字で書きます。

問10 a

ムンテラは，医師が患者やその家族に病状を説明することです。

問11 a

我が国の医療保険は，誰もが安心して医療が受けられるように，国民はすべて何らかの医療保険に加入しなければならないと定められている「強制保険」です。このようにすべての国民が医療保険に強制加入することを「国民皆保険制度」といいます。

問12 d

国家公務員共済組合は，国家公務員が加入する保険者団体のことをいいます。年金や医療，福祉などに関わる業務を行い，組合員となる国家公務員やその家族に対して必要なサービスを提供し，その生活の安定に寄与しています。法別番号は「31」です。

問13 b

後期高齢者医療制度は，次の者を対象としています。
・75歳以上の者
・65歳以上75歳未満の寝たきり等の認定を受けた者

問14 c

公費負担医療の費用負担は，主に次の3種類に分けられます。
①全額公費負担（公費優先）
②公費負担対象で医療保険優先，窓口負担なし（保険診療の自己負担相当額を公費負担）
③公費負担対象で医療保険優先，窓口負担あり（保険診療の自己負担相当額から公費負担医療の患者自己負担分を差し引いた額が公費負担）

難病法（特定医療）は③となり，自己負担割合・限度額が設定されています。

問15 d

健康診断については，保険医療機関及び保険医療養担当規則第20条第1項にて次のように定められています。「健康診断は，療養の対象として行ってはならない」。

また，正常分娩，日常生活に支障のないアザは，病気とはみなされないので，保険診療が受けられません。

問16 c

保険医療機関の保険者に対する診療報酬請求権は，2020年4月の民法改正に伴い，診療月の翌月1日から起算して5年と規定されています。

問 17　a

医療法第7条第2項に定められている病床の種別は，①精神病床，②感染症病床，③結核病床，④療養病床，⑤一般病床の5つとされています。

問 18　d

特定機能病院の承認については，「病院であって，次に掲げる要件に該当するものは，厚生労働大臣の承認を得て特定機能病院と称することができる」とされています（医療法第4条の2）。

問 19　c

言語聴覚士の業務については，次のように示されています。「言語聴覚士は保健師助産師看護師法第31条第1項及び第32条の規定にかかわらず，診療の補助として，医師又は歯科医師の指示の下に，嚥下訓練，人工内耳の調整その他厚生労働省令で定める行為を行うことを業とすることができる」（言語聴覚士法第42条）。

問 20　a

介護保険によるサービスを利用するには，市区町村の窓口で要介護認定の申請が必要になります。申請後は市区町村等の調査員が自宅や施設等を訪問して，心身の状態を確認するための認定調査を行います。

また，主治医意見書は，市区町村が主治医に依頼をします。調査結果及び主治医意見書の一部の項目はコンピュータに入力され，全国一律の判定方法で要介護度の判定が行われます（一次判定）。一次判定の結果と主治医意見書に基づき，介護認定審査会による要介護度の判定が行われます（二次判定）。

問 21　e

人間の脳は右脳と左脳に分かれていますが，脳梁はこの2つを結び，情報のやり取りをする神経の1つです。

問 22　d

間脳は，大脳半球と中脳の間にある自律神経の中枢で，視床と視床下部から成り立っています。

問 23　a

橋とは，脳の中心にある脳幹部の1つです。脳幹部を経由する神経の多くの伝導路となっています。

問 24　c

延髄とは，脳の一部であり，脳幹のうちもっとも最下部にある部分です。嘔吐，嚥下，消化や呼吸運動を制御し，生命の維持に重要な中枢があります。

問 25　b

脳幹とは，延髄と橋，中脳と間脳を合わせた部分であり，中枢神経を構成する器官集合体の1つです。

問 26　a

血清脂質検査には，TG（中性脂肪），T-cho（総コレステロール），LDLコレステロール，HDLコレステロールの4種類があります。生活習慣病の1つである脂質異常症（高脂血症）であるかを調べる検査です。

ASTとALTは，肝臓の状態を把握する際に検査される血液中の物質です。これらは肝臓が障害され肝細胞が壊れると，血液中に大量に漏れ出すため，肝機能検査に利用されています。

BUNとCREは，腎機能をみる指標となる検査です。いずれも腎機能が低下すると腎臓から排出されず，血液中にたまり高値になります。

HbA1cとBS（血糖）とは糖尿病の検査です。HbA1cは，血液中のヘモグロビンにブドウ糖が結びついたもので，過去1〜2か月の血糖状態を把握できる数値です。

問 27　d

肺循環は，右心室から左心房までの血液の循環経路です。全身から戻ってきた血液は，右心房から右心室，肺動脈を通って肺へ行き，肺で酸素吸収した血液は，肺静脈を経由して左心房から左心室を通り，大動脈から全身へ送り出されます。

問 28　a

糖尿病の初期には症状がほとんど現れませんが，糖尿病が進行すると口渇・多飲・多尿といった症状がみられるようになります。これは高血糖による脱水症状です。また，慢性的な高血糖によって体重減少が引き起こされます。

問 29　a

ネフロンは腎機能の基本となる単位で，「腎単位」とも呼ばれます。また，ネフロンは，毛細血管が球状に集まった糸球体とそれを囲むボーマン嚢からなる腎小体と，腎小体から続く尿細管までを1つの単位としています。尿管は腎盂と膀胱をつなぐ管です。

問 30　b

TOF（tetralogy of Fallot）はファロー四徴症で，①心室中隔欠損，②肺動脈狭窄，③大動脈騎乗，④右心室肥大の4つの特徴をもった先天性心疾患のことです。なお，多臓器不全はMOF（Multiple Organ Failure）となります。

実技問題

再診〔12日・19日・24日・26日〕

■**再診料**：A001 再診料 **75点×4＝300点**。

A001「注3」複数科再診料 **38点×1**。26日は同一日に外科と内科を受診しているため，外科で再診料を算定し，内科で複数科再診料を算定する。摘要欄に(複再)と診療科名を記載する。

A001「注5」休日加算 **190点×1**。24日は日曜日AM9：40の受診なので休日加算190点を加算する。

なお，12日は生活習慣病管理料，19日は負荷試験，24日は手術，26日は外科と内科を受診し，外科に置いて処置を行っているため，A001「注8」外来管理加算は算定できない。

A001「注19」医療情報取得加算4（3月に1回に限り1点）は前月算定済みのため加算しない。

医学管理等〔12日・24日・26日〕

■**生活習慣病管理料（Ⅱ）**（12日）：B001-3-3 生活習慣病管理料（Ⅱ）333点×1。生活習慣病管理料の基準を満たす保険医療機関において，対象疾患である糖尿病，脂質異常症の患者に生活習慣に関する総合的な治療計画書を交付し，患者の同意を得ている。診療録の「P」の記載内容から，B001-3-3 生活習慣病管理料（Ⅱ）333点を算定する。レセプト摘要欄には(生2)を記載する。

■**薬剤情報提供料**（12日・24日・26日）：B011-3 薬剤情報提供料4点＋「注2」手帳記載加算3点＝7点。**7点×3**。薬剤情報提供料は生活習慣病管理料（Ⅱ）に含まれず算定できる。用法，用量，効能，副作用等の情報を明記した文書を患者に提供した場合，B011-3 薬剤情報提供料4点（月1回，処方の内容に変更があった場合は，そのつど）を算定する。また，B011-3「注2」より，薬剤服用歴手帳への記載があるため，手帳記載加算として3点を算定することができる。

■**外来栄養食事指導料**（26日）：B001「9」「イ」外来栄養食事指導料1（1）初回　①対面で行った場合 **260点×1**。外来栄養食事指導料は生活習慣病管理料（Ⅱ）に含まれず算定できる。厚生労働大臣が定める特別食（糖尿食）を医師が必要と認めた患者に対して，当該保険医療機関の管理栄養士が要件を満たす指導をしているため算定する。レセプト摘要欄には，(外栄初対1)と記載する。

投薬〔12日・24日・26日〕

■**内服薬**（12日）：カデチア配合錠HD「テバ」1T　29.30円→3点。28日分投薬で，**3点×28**。

（24日）セフカペンピボキシル塩酸塩錠100mg「トーワ」3T　24.50円×3＝73.50円→7点。3日分投薬で，**7点×3**。

（26日）グラクティブ錠50mg 1T　119.80円→12点。14日分投薬で，**12点×14**。

■**外用薬**（24日）：セルタッチパップ70 10cm×14cm 14枚　17.10円×14＝239.40円→24点。**24点×1**。

■**調剤料**（12日・24日・26日）：F000「1」「イ」内服薬（1処方につき）11点→**11点×3**，F000「1」「ロ」外用薬（1処方につき）8点→**8点×1**を算定する。

■**処方料**（12日・24日・26日）：F100「3」1及び2以外の場合42点を算定する。**42点×3**。

■**調剤技術基本料**（12日）：薬剤師常勤の条件が満たされているので，F500 調剤技術基本料「2」その他の患者に投薬を行った場合（外来）14点を算定する。**14点×1**。

処置〔24日・26日〕

■**矯正固定**（24日）：J118-2 矯正固定 **35点×1**。

セルタッチパップ70　10cm×14cm 1枚　17.10円→2点。**2点×1**。

副木（2）形状賦形型①手指・足指用1個　118円→12点。**12×1**。

■**創傷処置**（26日）：J000「1」**52点×1**。創傷処置「1」（100cm²未満）52点を算定する。

イソジンフィールド液10％ 10mL　36.90円→4点。**4点×1**。

手術〔24日〕

■**創傷処理**：K000 創傷処理「4」筋肉・臓器に達しないもの（長径5cm未満）顎下部530点＋「注2」真皮縫合加算460点＋「注3」デブリードマン100点＋休日加算0.8倍＝**1,962点×1**。

顎下部2cmに対して創傷処理「4」筋肉・臓器に達しないもの530点を算定。露出部に真皮縫合を行っているためK000「注2」により460点を加算する。また，汚染された挫創に対してデブリードマンを行っているのでK000「注3」100点を加算する。530点＋460点＋100点＝1,090点。以上の手術を，24日（日曜日）に行っているため，手術の「通則12」により，100分の80（0.8倍）加算をする。1,090＋（1,090×0.8倍）＝1,962点。なお，摘要欄には，「創傷処理（筋肉・臓器に達しない）（長径5cm未満）真皮縫合，デブリードマン加算(休)24日」と記載する。

■**手術薬剤**：リドカイン注射液1％ 10mLバイアル（97円）＋大塚生食注100mL 1瓶（145円）＝242円→24点。**24点×1**。なお，イソジンフィールド液10％は外皮用殺菌剤のため算定しない。

検査〔12日・19日〕

■**他医心電図診断**（12日）：左欄「O」の「健診時のECG12を持参：正常」の記載から，D208 心電図検査「注」により70点を算定する。**70点×1**。

■**尿一般**（12日）：D000 尿中一般物質定性半定量検査 **26点×1**。

■**末梢血液一般・HbA1c**（12日）：D005「5」末梢血液一般21点＋D005「9」HbA1c49点＝**70点×1**。

■**T-BiL～K**（12日）：D007 血液化学検査「注」「ハ」**103点×1**。T-BiL～Kは血液化学検査「注」に該当する検査。10項目以上の103点を算定する。なお，項目のうちT-choとHDL-cho及びLDL-choを併せて測定した場合は，「主たるもの2つ」の所定点数を算定する。

■**B-V**（12日）：D400 血液採取「1」（B-V）**40点×1**。検体採取として静脈採血を行っているのでD400 血液採取「1」40点を算定する。

■**検体検査実施料**（12日）：検体検査実施料「通則3」外来迅速検体検査加算10点×5項目＝**50点×1**。検査実施日当日中に，本人に説明のうえ「検査結果報告書」を交付しているため5項目を限度として1項目10点の外来迅速検体検査加算を算定する。10点×5項目＝50点。レセプト摘要欄には，(外迅検)5項目と記載する。

■**検体検査判断料，検体検査管理加算**（12日）：D026検体検査判断料「3」血液学的検査判断料125点＋D026「4」生化学的検査（Ⅰ）判断料144点＋D026「注4」「イ」検体検査管理加算（Ⅰ）40点＝**309点×1**。検体検査判断料については，D026検体検査判断料のうち，「3」血液学的検査判断料125点，「4」生化学的検査（Ⅰ）判断料144点を算定する。また，届出の状況に検体検査管理加算（Ⅱ）があるが，外来であることから，「注4」「イ」検体検査管理加算（Ⅰ）40点を加算する。

■**耐糖能精密検査**（19日）：D288糖負荷試験「2」耐糖能精密検査900点×1。糖負荷試験については，尿糖，血糖及びインスリン測定を経時的に測定していることからD288糖負荷試験「2」耐糖能精密検査900点を算定する。

使用薬剤は，トレーランG液75g 225mL 1瓶（205.20円）**21点×1**。

画像診断〔12日・24日〕

■**他医写真診断**（12日）：左欄「O」の「健診時の胸部X-P（正面大角1枚）を持参：異常なし」の記載から，E001写真診断の点数を算定する。単純撮影であること，部位は胸部であることから，E001写真診断「1」単純撮影「イ」85点を算定する。**85点×1**。

■**時間外緊急院内画像診断加算**（24日）：画像診断「通則3」時間外緊急院内画像診断加算**110点×1**。休日に撮影，画像診断を行ったため，画像診断「通則3」時間外緊急院内画像診断加算110点を算定する。なお摘要欄には，(緊画)と撮影日時を記載する。

■**右手単純X-P　2回（デジタル，電子画像管理）**（24日）：①＋②＋③＝**224点×1**。E001写真診断「1」単純撮影「ロ」43点，E002撮影「1」単純撮影「ロ」デジタル撮影68点で算定。2回撮影をしているので，2回目の撮影分については，エックス線診断料「通則3」により診断料，撮影料ともに1回目の100分の50（0.5倍）の算定となる。43点＋（43点×0.5倍）＝64.5点→（四捨五入により）65点（①）。68点＋（68点×0.5倍）＝102点（②）。また，撮影した画像を電子化して管理・保存しているため，エックス線診断料の「通則4」により電子画像管理加算「イ」単純撮影の場合57点（③）を加算する。

① **診療報酬明細書**
（医科入院外）

令和　5　年　9　月分

都道府県番号	医療機関コード	1 医科	①社・国 2 公費	3 後期	①単独 2 2併 3 3併	②本外 4 六外 6 家外	8 高外一 0 高外7

保険者番号	06111033
給付割合	10 9 8 7（ ）
被保険者証・被保険者手帳等の記号・番号	657・1126（枝番）00
公費負担者番号①	
公費負担医療の受給者番号①	
公費負担者番号②	
公費負担医療の受給者番号②	

氏名	西谷　好美
	1男 ②女 1明 2大 ③昭 4平 5令　47．1．3　生
職務上の事由	1 職務上　2 下船後3月以内　3 通勤災害
特記事項	
保険医療機関の所在地及び名称	（140 床）

傷病名	診療開始日	転帰
(1) 高血圧症（主）	(1) 4 年 7 月 11 日	治ゆ　死亡　中止
(2) 2 型糖尿病	(2) 5 年 9 月 12 日	
(3) 顎部挫創	(3) 5 年 9 月 24 日	
(4) 右母指捻挫	(4) 5 年 9 月 24 日	

診療実日数	
保険	4 日
公費①	日
公費②	日

区分	項目	点数×回数	回	点
11 初診	時間外・休日・深夜		回	点
12 再診	再診	×	5 回	338 ②
	外来管理加算	×	回	
	時間外	×	回	
	休日	190 ×	1 回	190
	深夜	×	回	
13 医学管理				614
14 在宅	往診		回	
	夜間		回	
	深夜・緊急		回	
	在宅患者訪問診療		回	
	その他			
	薬剤			
20 投薬	21 内服 薬剤		45 単位	273
	21 内服 調剤	11 ×	3 回	33
	22 屯服 薬剤		単位	
	23 外用 薬剤		1 単位	24
	23 外用 調剤	8 ×	1 回	8
	25 処方	42 ×	3 回	126
	26 麻毒		回	
	27 調基			14
30 注射	31 皮下筋肉内		回	
	32 静脈内		回	
	33 その他		回	
40 処置			3 回	99
	薬剤			6
50 手術麻酔			1 回	1,962
	薬剤			24
60 検査病理			8 回	1,568
	薬剤			21
70 画像診断			3 回	419
	薬剤			
80 その他	処方箋		回	
	薬剤			

公費分点数

区分	摘要	解答番号	点数 × 回数
12	複再　内科	③ ④	38 × 1
13	生Ⅱ	⑤ ⑥	333 × 1
	薬情　手帳		7 × 3
	外栄初対1	⑦ ⑧	260 × 1
21	カデチア配合錠 HD「テバ」1T		3 × 28
	セフカペンピボキシル塩酸塩錠 100mg「トーワ」3T		7 × 3
	グラクティブ錠 50mg 1T		12 × 14
23	セルタッチパップ 70 10cm×14cm 14 枚（1 日 2 枚使用）	⑨	24 × 1
25	複数診療科で処方		
40	矯正固定	⑩ ⑪	35 × 1
	セルタッチパップ 70 10cm×14cm 1 枚		2 × 1
	副木・F10-b-1（@118 円）1 個		12 × 1
	創傷処置（100cm² 未満）		52 × 1
	イソジンフィールド液 10%　10mL		4 × 1
50	創傷処理（筋肉，臓器に達しない）（長径5cm未満）　真皮縫合　デブリードマン加算　休　24日	⑫ ⑬	1,962 × 1
	リドカイン注射液1%　10mLバイアル　大塚生食注100mL　1瓶	⑭ ⑮	24 × 1
60	他医心電図診断	⑯	70 × 1
	尿一般		26 × 1
	B-末梢血液一般，HbA1c		70 × 1
	B-T-BiL，Alb（BCP 改良法・BCG 法），AST，ALT，γ-GT，LD，ALP，BUN，CK，CRE，UA，BS，TG，T-cho，HDL-cho，NaCl，K		103 × 1
	B−V		40 × 1
	外迅検　5項目	⑰ ⑱	50 × 1
	耐糖能精密検査　又は　GITT	⑲ ⑳	900 × 1
	トレーラン G 液 75g　225mL　1 瓶	㉑	21 × 1
	判血　判生Ⅰ　検管Ⅰ	㉒ ㉓	309 × 1
70	他医写真診断（単純撮影・胸部）	㉔	85 × 1
	緊画　24日　AM9:55	㉕	110 × 1
	右手単純 X-P（デジタル）2 回　電画	㉖	224 × 1

※各区分の解答欄は順不同とする。

療養の給付	請求　点	※決定　点	一部負担金額　円
保険	5,719		減額 割(円)免除・支払猶予
公費①	点	※　点	円
公費②	点	※　点	円

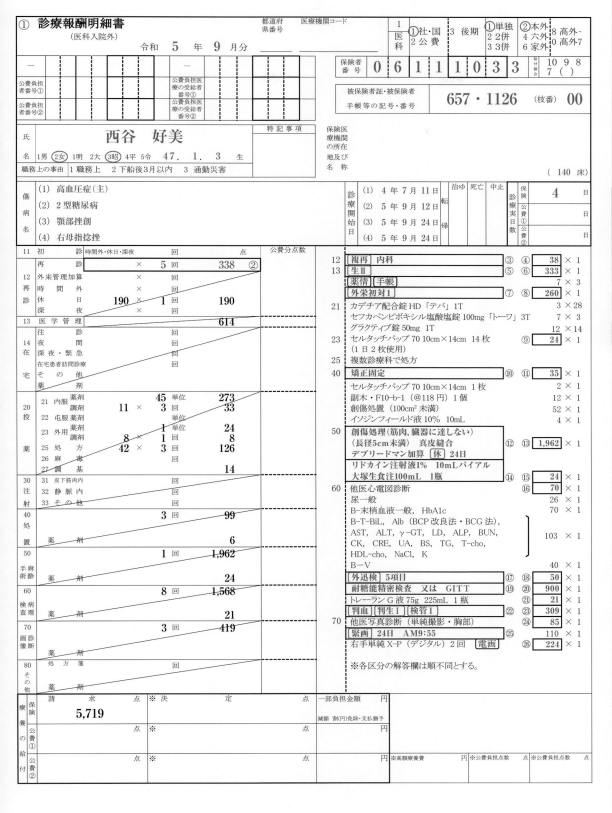

※高額療養費　円　※公費負担点数　点　※公費負担点数　点

医療事務 OA 実務能力認定試験
解答・解説

①	2022 年 11 月 23 日（祝・水） 10:00～11:30	➡問題は p. 46
②	2023 年 11 月 23 日（祝・木） 10:00～11:30	➡問題は p. 52

医療事務OA実務能力認定試験〔解答・解説〕

➡問題は p. 46

実技問題

問1 癌の疑いを算定する症例，複数科受診時の算定

初診〔4日・11日〕

■**初診料**：(4日) A000初診料**291点×1**。

(11日) A000「注5」複数科初診料**146点×1**。

再診〔11日・25日〕

■**再診料**（11日・25日）：A001再診料**75点×2**。

■**外来管理加算**（11日・25日）：A001「注8」外来管理加算**52点×2**。

医学管理等〔11日〕

■**薬剤情報提供料**（11日）：B011-3薬剤情報提供料**4点×1**。文書による薬剤情報提供あり。手帳記載をしているため，手帳記載加算3点を算定する。**3点×1**。

投薬〔11日〕

■**内服薬**（11日）：ロキソニン錠60mg（1錠10.1円）3錠（10.1×3錠），クラビット錠250mg（レボフロキサシンとして）（1錠70.4円）3錠＝241.5円⇒**24点×3**。

■**調剤料**（11日）：F000「1」「イ」内服薬（1処方につき）11点→**11点×1**。

■**処方料**（11日）：F100「3」1及び2以外の場合　42点を算定する。**42点×1**。

■**調剤技術基本料**（11日）：F500調剤技術基本料「2」14点×1。薬剤師が常勤しているため算定する。

注射〔11日〕

■**静脈内注射**（11日）：G001静脈内注射37点→**37点×1**。

■**薬剤料**（11日）：生理食塩液20mL（1管62円）1管，ホスミシンS静注用1g（1瓶587円）1瓶＝649円⇒**65点×1**。

検査〔25日〕

■**尿一般**（25日）：D000尿中一般物質定性半定量検査**26点**。

■**尿沈渣（鏡検法）**（25日）：D002尿沈渣（鏡検法）**27点**。

■**末梢血液一般，末梢血液像（自動機械法）**（25日）：D005血液形態・機能検査「5」末梢血液一般検査・「3」末梢血液像（自動機械法）。21点＋15点＝**36点**。

■ **PT，APTT**（25日）：D006出血・凝固検査「2」プロトロンビン時間（PT）・「7」活性化部分トロンボプラスチン時間（APTT）。18点＋29点＝**47点**。

■ **BIL/総～LD**（25日）：D007血液化学検査「注」「ハ」10項目以上（17項目）**103点**。

■ **PSA**（25日）：D009腫瘍マーカー「9」前立腺特異抗原（PSA）**121点**。

■ **ABO，Rh（D）**（25日）：D011免疫血液学的検査「1」ABO血液型**24点**・「1」Rh（D）血液型**24点→48点**。

■ **STS定性，梅毒トレポネーマ抗体定性**（25日）：D012感染症免疫学的検査：「1」梅毒血清反応（STS）定性・「4」梅毒トレポネーマ抗体定性。15点＋32点＝**47点**。

■ **HBs抗原，HCV抗体定性・定量**（25日）：D013肝炎ウイルス関連検査「3」HBs抗原・「5」HCV抗体定性・定量。88点＋102点＝**190点**。

■ **B-V**（25日）：D400血液採取「1」静脈**40点**。

■**検体検査判断料**（25日）：D026検体検査判断料「1」尿・糞便等検査判断料**34点×1**。D026「3」血液学的検査判断料**125点×1**。D026「4」生化学的検査（Ⅰ）判断料**144点×1**。D026「5」生化学的検査（Ⅱ）判断料**144点×1**。D026「6」免疫学的検査判断料**144点×1**。

■ **ECG12**（25日）：D208心電図検査「1」四肢単極誘導及び胸部誘導を含む最低12誘導**130点×1**。

画像診断〔4日・25日〕

■**腹部MRI（1.5テスラ以上3テスラ未満の機器）**（4日）：E202「2」磁気共鳴コンピューター断層撮影（MRI撮影）（一連につき）：**1,330点×1**。

コンピューター断層撮影診断料「通則3」電子画像管理加算**120点×1**。

■**コンピューター断層診断料**（4日）：E203コンピューター断層診断料**450点×1**。

■**画像診断管理加算**（4日）：画像診断「通則5」**180点×1**。カルテに「放射線科医読影（文書にて）」の記載があるため，画像診断管理加算2を算定する。

■**胸部X-P（デジタル撮影）1回撮影**（25日）：①＋②＋③＝**210点**。

① E001「1」「イ」写真診断：**85点**。

② E002「1」「ロ」撮影料（デジタル撮影）：**68点**。

③エックス線診断料「通則4」「イ」電子画像管理加算（単純撮影）：**57点**。

■**画像診断管理加算**（25日）：画像診断「通則4」画像診断管理加算1　**70点×1**。カルテに「放射線科医読影（別紙にて）」の記載があるため，画像診断管理加算1を算定する。届出は「2」だが，単純撮影の場合は「1」を算定する。

問2 医学管理料の算定。閉鎖循環式全身麻酔と硬膜外麻酔の併施の算定

医学管理等〔29日・31日〕

■**肺血栓塞栓症予防管理料**（29日）：B001-6肺血栓塞栓症予防管理料**305点×1**。間歇的空気圧迫装置使用の記載があるため算定する。

■**薬剤管理指導料**（31日）：B008薬剤管理指導料「2」**325点×1**。安全管理が必要な医薬品の投与はないので，「2」を算定する。

投薬〔31日〕

■**内服薬**（31日）：フロモックス錠100mg（1錠41.10円）3錠＝123.30円⇒**12点×3**。

■**調剤料**（31日）：1日につき算定。31日分のみ算定。**7点×1**。

■調剤技術基本料：（31日）薬剤管理指導料算定しているため算定不可。

注射〔29日・30日〕

■点滴注射（29日・30日）：G004点滴注射「2」（1日につき）**102点**。29日と30日に点滴注射を実施しているが，29日は手術当日のため術前術後にかかわらず，点滴注射実施料は算定できない。30日のみ算定する。

■薬剤料：（29日）ブドウ糖注射液5％500mL（1瓶332円）2瓶，セフメタゾン静注用1g（1瓶486円）1瓶＝1,150円⇒**115点×1**。

（30日）ブドウ糖注射液5％500mL（1瓶332円）4瓶，セフメタゾン静注用1g（1瓶486円）2瓶＝2,300円⇒**230点×1**。

処置〔30日・31日〕

■術後創傷処置（30日・31日）：J000「1」創傷処置（術後）（100cm^{2}以上500cm^{2}未満）**60点×2**。

■ドレーン法（30日・31日）：J002ドレーン法（ドレナージ）「1」持続的吸引を行うもの**50点×2**。吸引留置カテーテル能動吸引型を使用しているため，ドレーン法の「持続的吸引」で算定する。

手術・輸血・麻酔〔29日・30日〕

■食道腫瘍摘出術（開胸又は開腹手術）（29日）：K526食道腫瘍摘出術「2」**37,550点**。

■K950手術に係る特定保険医療材料料（29日）：膀胱留置用ディスポーザブルカテーテル〔2管一般（2）・標準型〕（561円），吸引留置カテーテル（能動吸引型・サンプドレーン）（2,520円）＝3,081円⇒**308点**。

■閉鎖循環式全身麻酔5（10：30〜12：20）・硬膜外麻酔（頸・胸部）（10：30〜12：20）併施（29日）：L008「5」「イ」マスク又は気管内挿管による閉鎖循環式全身麻酔（麻酔時間1時間50分）**6,000点×1**，L008「注4」硬膜外麻酔（頸・胸部）併施加算（麻酔時間1時間50分）**750点×1**を算定する。

使用した酸素代は，液化酸素CE　1,200L（0.19円×1,200L×1.3）÷10＝29.64⇒**30点**。

■麻酔に係る薬剤（29日）：アトロピン硫酸塩注射液0.05％1mL（1管95円）2A，小池笑気（1L 6.29円）600L，セボフレン吸入麻酔液（1mL 27.2円）40mL，ワゴスチグミン注0.5mg 0.05％1mL（1管96円）2管，アナペイン注2mg/mL 0.2％100mL（1袋1,450円）1袋＝6,693円⇒**669点**。

■硬膜外麻酔後の持続的注入（精密持続注入）（29日・30日）：L003硬膜外麻酔後における局所麻酔剤の持続的注入80点，L003「注」精密持続注入加算80点＝**160点×1**。29日の硬膜外麻酔後の持続的注入は，麻酔当日で手技料は算定不可。薬剤は，当日の麻酔で使用した薬剤と合算して算定する。

■麻酔に係る薬剤（30日）：アナペイン注2mg/mL 0.2％100mL（1袋1,450円）1袋＝1,450円⇒**145点×1**。

■麻酔管理料（30日）：L009麻酔管理料（Ⅰ）の届出があり常勤の麻酔科標榜医により，マスク又は気管内挿管による閉鎖循環式全身麻酔を行い麻酔前後に診察を実施しているので，「2」を算定する。**1,050点×1**。

検査〔28日〕

■尿一般（28日）：D000尿中一般物質定性半定量検査**26点**。

■尿沈渣（鏡検法）（28日）：D002尿沈渣（鏡検法）**27点**。

■末梢血液一般，末梢血液像（自動機械法）（28日）：D005血液形態・機能検査「5」末梢血液一般検査・「3」末梢血液像（自動機械法）。21点＋15点＝**36点**。

■PT，APTT（28日）：D006出血・凝固検査「2」プロトロンビン時間（PT）・「7」活性化部分トロンボプラスチン時間（APTT）。18点＋29点＝**47点**。

■TP〜BUN（28日）：D007血液化学検査「注」「ロ」8項目又は9項目　**99点**。全部包括項目で8項目行っているため，「ロ」で算定する。

■ABO，Rh（D）（28日）：D011免疫血液学的検査「1」ABO血液型・「1」Rh（D）血液型。24点＋24点＝**48点**。

■STS定性，梅毒トレポネーマ抗体定性（28日）：D012感染症免疫学的検査：「1」梅毒血清反応（STS）定性・「4」梅毒トレポネーマ抗体定性。15点＋32点＝**47点**。

■HBs抗原，HCV抗体定性・定量（28日）：D013肝炎ウイルス関連検査「3」HBs抗原・「5」HCV抗体定性・定量。88点＋102点＝**190点**。

■CRP（28日）：D015血漿蛋白免疫学的検査「1」C反応性蛋白（CRP）**16点**。

■検体検査判断料：D026検体検査判断料「1」尿・糞便等検査判断料**34点×1**。D026「3」血液学的検査判断料**125点×1**。D026「4」生化学的検査（Ⅰ）判断料**144点×1**。D026「6」免疫学的検査判断料**144点×1**。届出等の状況により，「注4」「ハ」検体検査管理加算（Ⅲ）**300点×1**。

■ECG12（28日）：D208心電図検査「1」四肢単極誘導及び胸部誘導を含む最低12誘導**130点**。

■EF-食道（28日）：D306食道ファイバースコピー**800点**。

■検査に係る薬剤料（28日）：キシロカインポンプスプレー8％（1g 27.7円）5g＝138.5円⇒**14点**。

病理診断〔29日〕

■病理組織標本作製（組織切片，食道）（29日）：N000病理組織標本作製（組織切片）1臓器**860点×1**。

■組織診断料（29日）：N006「1」組織診断料**520点**。病理診断専門医が勤務しているので，組織診断料を算定する。

画像診断〔28日〕

■胸部X-P（デジタル撮影）1方向（28日）：
①E001「1」「イ」写真診断：**85点**。
②E002「1」「ロ」撮影料（デジタル撮影）：**68点**。
③エックス線診断料「通則4」「イ」電子画像管理加算（単純撮影）：**57点**。

■胸部CT（16列以上64列未満のマルチスライス型）（28日）：
①E200「1」「ロ」コンピューター断層撮影（CT撮影）（一連につき）：**900点**。
②コンピューター断層撮影診断料「通則3」電子画像管理加算：**120点**。

■コンピューター断層診断料（28日）：E203コンピューター断層診断 **450点**。

■画像診断管理加算（28日）：カルテに「放射線科医読影（別紙にて）」の記載があるため，画像診断管理加算を算定する。胸部X-Pについては，画像診断「通則4」画像診断管理加算1を算定する。届出は「2」だが，単純撮影の場合は「1」を算定する。**70点×1**。胸部CTについては，画像診断「通則5」画像診断管理加算2を算定する。**175点×1**。

入院料等〔28日・29日・30日・31日〕

■A100急性期一般入院料4・A100「注3」「イ」14日以内の期間の加算・A207診療録管理体制加算3・A207-2医師事務作業補助体制加算2「ホ」40対1・A219療養環境加算・A232がん拠点病院加算「1」「ロ」地域がん診療病院加算・A234「1」医療安全対策加算1・A234-2「1」感染対策向上加算1・A234-2「注2」指導強化加算・A218地域加算「3」3級地・A243「2」後発医薬品使用体制加算2・A245「1」データ提出加算1「イ」（28日）：1,462点＋450点＋30点＋495点＋25点＋300点＋85点＋710点＋30点＋14点＋82点＋145点＝**3,828点**。

■A100急性期一般入院料4・A100「注3」「イ」14日以内の期間の加算・A219療養環境加算・A218地域加算「3」3級地（29日・30日・31日）：1,462点＋450点＋25点＋14点＝**1,951点×3**。

食事療養〔28日・31日〕

■入院時食事療養費（28日・31日）：入院時食事療養（Ⅰ）670円×5回＝3,350円。食堂加算（1日につき）50円×2＝100円。患者の標準負担額は，490円×5回＝**2,450円**。

学科問題

問1　c

aは，精密眼底検査が行われた場合，外来管理加算は算定できません。

bは，鼻処置が行われた場合，外来管理加算は算定できません。

dは，心身医学療法が行われた場合，外来管理加算は算定できません。

（A001再診料「注8」）

問2　b

a，c，dは，「1日につき」で算定します（第2部第2節入院基本料等加算　入院基本料等加算一覧）。

問3　d

a，b，cは同一月には算定できません（第2章 特掲診療料 特掲診療料に関する通則）。

問4　a

b，c，dは，入院中の患者以外の患者についてのみ算定できます（J115超音波ネブライザ）。

問5　b

bは，呼吸機能検査等判断料が算定できます（D200スパイログラフィー等検査「4」呼気ガス分析）。

問6　c

a，b，dは，「1回につき」で算定します（J002ドレーン法）。

問7　b

a，c，dは，器具等による療法です（J119消炎鎮痛等処置）。

問8　a

b，c，dは，入院中の患者に対しても注射実施料は算定できます（G001静脈内注射）。

問9　a

b，c，dは，難病患者リハビリテーション料の算定対象です（H006難病患者リハビリテーション料）。

問10　c

aは，作業の一つ前の処理に戻すことが可能です。

bは，すべてを選択することが可能です。

dは，コピーされた内容を貼付することが可能です。

問1

診療報酬明細書（医科入院外）1社保　令和 4 年 10 月分　県番　医コ　1医科　1社国　1単独　2本外

保険	06141311
記号・番号	231・135　（枝番）00
公費①	
公受①	
公費②	
公受②	

氏名	ヤマオカ　ケイイチ 山岡　圭一 1男　昭和　34年　6月　15日　生
職務上の事由	
特記事項	
保険医療機関の所在地及び名称	（　150　床）

傷病名	(1)（主病名）前立腺癌の疑い (2) 急性上気道炎	診療開始日	(1)令和 4.10. 4 (2)令和 4.10.11	転帰 (2)治ゆ
診療実日数	保 3 日	① 日	② 日	

区分	項目	点数	回数	合計
11	初診		2 回	437
12 再診	再診	73 ×	2 回	150
	外来管理加算	52 ×	2 回	104
	時間外	×	回	
	休日	×	回	
	深夜	×	回	
13	医学管理			7
14 在宅	往診		回	
	夜間		回	
	深夜・緊急		回	
	在宅患者訪問診療		回	
	その他			
	薬剤			
20 投薬	21 内服薬剤		3 単	72
	内服調剤	11 ×	1 回	11
	22 屯服薬剤		単	
	23 外用薬剤		単	
	外用調剤	×	回	
	25 処方	42 ×	1 回	42
	26 麻毒		回	
	27 調基			14
30 注射	31 皮下筋肉内		回	
	32 静脈内		2 回	102
	33 その他		回	
40 処置	処置		回	
	薬剤			
50 手術	手術・麻酔		回	
	薬剤			
60 検査	検査		14 回	1406
	薬剤			
70 画像	画像診断		7 回	2355
	薬剤			
80 他	処方箋		回	
	その他			
	薬剤			

区分	摘要	点数
(11)	＊初診料	291×1
	＊初診料（同一日複数科受診時の2科目） 2つ目の診療科（初診料）：内科	146×1
(12)	＊再診料	75×2
	＊外来管理加算	52×2
(13)	＊薬剤情報提供料	4×1
	手帳記載加算（薬剤情報提供料）	3×1
(21)	＊ロキソニン錠60mg　3錠 クラビット錠250mg（レボフロキサシンとして）　3錠	24×3
	＊調剤料（内服薬・浸煎薬・屯服薬）	11×1
(25)	＊処方料（その他）	42×1
(27)	＊調基（その他）	14×1
(32)	＊静脈内注射	37×1
	生理食塩液20mL　1管 ホスミシンS静注用1g　1瓶	65×1
(60)	＊尿一般，尿沈渣（鏡検法）	53×1
	＊末梢血液一般検査，末梢血液像（自動機械法），PT，APTT	83×1
	＊B-V	40×1
	＊BIL/総，BIL/直，TP，Alb（BCP改良法・BCG法），BUN，クレアチニン，グルコース，ALP，Tcho，ナトリウム及びクロール，カリウム，カルシウム，AST，ALT，γ-GT，CK，LD	103×1
	＊PSA	121×1
	＊ABO，Rh（D）	48×1
	＊梅毒トレポネーマ抗体定性，STS定性	47×1
	＊HBs抗原，HCV抗体定性・定量	190×1
	＊ECG12	130×1
	＊尿・糞便等検査判断料	34×1
	＊血液学的検査判断料	125×1
	＊生化学的検査（1）判断料	144×1
	＊生化学的検査（2）判断料	144×1
	＊免疫学的検査判断料	144×1
	（以下　続く）	

療養の給付	請求　点	※決定　点	一部負担金　円
保険	4,700		
①			
②			

※高額　円　※公　点　※公　点

診療報酬明細書（医科入院外）1 社保　令和 4 年 10 月分　県番　医コ

1 医科	1 社国	1 単独	2 本外

保険	06141311
記号・番号	231・135（枝番）00

—		—	
公費①		公受①	
公費②		公受②	

氏名	ヤマオカ　ケイイチ 山岡　圭一 1 男　昭和 34 年 6 月 15 日 生

(70)	＊撮影部位（MRI撮影）：腹部 MRI撮影 （1.5テスラ以上3テスラ未満の機器）　1330×1 電子画像管理加算（コンピューター断層診断料） 120×1 ＊コンピューター断層診断　450×1 ＊画像診断管理加算2（コンピューター断層診断） 175×1 ＊撮影部位（単純撮影）：胸部（肩を除く） 単純撮影（イ）の写真診断　1枚 単純撮影（デジタル撮影）　1枚　153×1 電子画像管理加算（単純撮影）　57×1 ＊画像診断管理加算1（写真診断）　70×1	

医事OA解答 1 2

問2

診療報酬明細書（医科入院）　1 社保　令和 4 年 10 月分　県番　医コ

1 医科	1 社国	1 単独	1 本入

保険　0 1 1 2 0 0 1 3

記号・番号　3 6 9 2 ・ 6 3　（枝番）00

—		—	
公費①		公受①	
公費②		公受②	

区分

特記事項

保険医療機関の所在地及び名称

氏名　与田（ヨダ）　直行（ナオユキ）
1 男　昭和 38 年 11 月 28 日 生

職務上の事由

傷病名　(1)（主病名）食道癌

診療開始日　(1)令和 4.10.20

転帰

診療実日数　保 4 日　① 日　② 日

区分			回数等	点数
11 初診			回	
13 医学管理				630
14 在宅				
20 投薬	21 内服		3 単	36
	22 屯服		単	
	23 外用		単	
	24 調剤		1 日	7
	26 麻毒		日	
	27 調基			
30 注射	31 皮下筋肉内		回	
	32 静脈内		回	
	33 その他		3 回	447
40 処置	処置		4 回	220
	薬剤			
50 手術	手術・麻酔		4 回	45848
	薬剤			814
60 検査	検査		16 回	3593
	薬剤			14
70 画像	画像診断		7 回	1925
	薬剤			
80 他	その他			
	薬剤			

90 入院

入院年月日　令和 4 年 10 月 28 日

病
急一般4
録管3
医2の40
環境
がん診
安全1
感向1
感指
後使2
デ提1

90 入院基本料・加算
3828× 1 日　3828
1951× 3 日　5853

92 特定入院料・その他

(13)	＊肺血栓塞栓症予防管理料	305×1
	＊薬剤管理指導料（1の患者以外の患者） 算定日 31日	325×1
(21)	＊フロモックス錠100mg 3錠	12×3
(24)	＊調剤料（入院）	7×1
(33)	＊点滴注射	102×1
	＊ブドウ糖注射液 5% 500mL 2瓶 セフメタゾン静注用1g 1瓶	115×1
	＊ブドウ糖注射液 5% 500mL 4瓶 セフメタゾン静注用1g 2瓶	230×1
(40)	＊創傷処置（100cm²以上500cm²未満） 術後	60×2
	＊ドレーン法（ドレナージ）（持続的吸引）	50×2
(50)	＊手術 29日 食道腫瘍摘出術（開胸又は開腹手術）	37550×1
	膀胱留置用ディスポーザブルカテーテル （2管一般（2）・標準型）561円/1 吸引留置カテーテル （能動吸引型・サンプドレーン）2520円/1	308×1
	＊麻酔 29日 閉鎖循環式全身麻酔5 1時間50分 硬膜外麻酔併施加算（頸・胸部）1時間50分	6750×1
	アトロピン硫酸塩注射液 0.05% 1mL 2管 小池笑気 600L セボフレン吸入麻酔液 40mL ワゴスチグミン注0.5mg 0.05% 1mL 2管 アナペイン注2mg/mL 0.2% 100mL 1袋	669×1
	液体酸素・定置式液化酸素貯槽（CE） 0.19円/L 1200L 酸素補正率1.3（1気圧）	30×1

（以下　続く）

※高額療養費　円　※公　点　※公　点

97 食事・生活　基準 I　670円× 5 回　円× 回　堂　50円× 2 日　基準（生）　円× 回　円× 回

療養の給付	請求 点	※決定 点	負担金額 円
保険	63,210		
①			
②			

食事・生活療養	回	請求 円	※決定 円	標準負担額 円
保険	5	3,450		2,450
①				
②				

診療報酬明細書（医科入院） 1 社保　令和 4 年 1 0 月分　県番　医コ

1 医科	1 社国	1 単独	1 本入

保険 0 1 1 2 0 0 1 3

記号・番号 3 6 9 2 ・ 6 3 （枝番）00

―		―	
公費①		公受①	
公費②		公受②	

区分

氏名 与田（ヨダ） 直行（ナオユキ）

1 男　昭和 38 年 11 月 28 日　生

(50)	＊麻酔　30日 硬膜外麻酔後における局所麻酔剤の持続的注入 精密持続注入加算（硬膜外麻酔後における局所麻酔剤の持続的注入）	160×1
	アナベイン注2mg/mL 0.2% 100mL 1袋	145×1
	＊麻酔管理料1（閉鎖循環式全身麻酔）	1050×1
(60)	＊尿一般，尿沈渣（鏡検法）	53×1
	＊末梢血液一般検査，末梢血液像（自動機械法），PT，APTT	83×1
	＊TP，BIL/総，Tcho，AST，ALT，ナトリウム及びクロール，カリウム，BUN	99×1
	＊ABO，Rh（D）	48×1
	＊STS定性，梅毒トレポネーマ抗体定性	47×1
	＊HBs抗原，HCV抗体定性・定量	190×1
	＊CRP	16×1
	＊ECG12	130×1
	＊EF－食道	800×1
	キシロカインポンプスプレー 8% 5g	14×1
	＊T－M（組織切片） 1臓器 イ　食道	860×1
	＊検体検査管理加算（3）	300×1
	＊尿・糞便等検査判断料	34×1
	＊血液学的検査判断料	125×1
	＊生化学的検査（1）判断料	144×1
	＊免疫学的検査判断料	144×1
	＊組織診断料	520×1
(70)	＊撮影部位（単純撮影）：胸部（肩を除く） 単純撮影（イ）の写真診断　1枚 単純撮影（デジタル撮影）　1枚	153×1
	電子画像管理加算（単純撮影）	57×1
	＊画像診断管理加算1（写真診断）	70×1
	＊撮影部位（CT撮影）：胸部・肩 CT撮影 （16列以上64列未満マルチスライス型機器）	900×1
	電子画像管理加算（コンピューター断層診断料）	120×1
	＊コンピューター断層診断	450×1
	＊画像診断管理加算2（コンピューター断層診断）	175×1
(90)	＊急性期一般入院料4（14日以内） 診療録管理体制加算2 40対1補助体制加算 （医師事務作業補助体制加算2） 3級地地域加算 療養環境加算 がん診療連携拠点病院加算（地域がん診療病院） 医療安全対策加算1 感染対策向上加算1 指導強化加算（感染対策向上加算1） 後発医薬品使用体制加算2 データ提出加算1（許可病床数200床以上）	3828×1
(90)	＊急性期一般入院料4（14日以内） 3級地地域加算 療養環境加算	1951×3

医療事務OA実務能力認定試験〔解答・解説〕

➡問題はp. 52

実技問題

問1 主病が特定疾患である症例の算定，透視診断～スポット撮影の算定

再診料〔6日・13日・20日〕

■再診料（6日・13日・20日）：A001再診料**75点×3**。

■外来管理加算（6日・13日・20日）：A001「注8」外来管理加算**52点×3**。

医学管理等〔6日・20日〕

■特定疾患療養管理料（6日・20日）：B000特定疾患療養管理料**87点×2＝174点**。主病である胃潰瘍に対する療養管理に対して算定する。許可病床数100床の病院であるため87点。

■薬剤情報提供料（6日・20日）：B011-3薬剤情報提供料**4点×2**。文書による薬剤情報提供あり。手帳記載をしているため，手帳記載加算3点を算定する。**3点×2**。

投薬〔6日・13日・20日〕

■内服薬（6日・13日・20日）：

（6日・13日・20日）

①セルベックスカプセル50mg（1錠9.60円）3C（9.60×3C）＝28.80円⇒3点。6日に7日分，13日に7日分，20日に14日分投与のため，計28日分投与。**3点×28**。

（20日）

③ガスターD錠20mg（1錠15.20円）2錠（15.20×2錠）＝30.40円⇒**3点×14**。

■屯服薬（6日）：②ブスコパン錠10mg（1錠5.90円）2T（5.90×2）＝11.80円⇒**1点×5**。

■調剤料（6日・13日・20日）：F000「1」「イ」内服薬（1処方につき）**11点×3**。

■処方料（6日・13日・20日）：F100「3」1及び2以外の場合**42点×3**。

■調剤技術基本料（6日）：F500調剤技術基本料「2」**14点×1**。薬剤師が常勤しているため算定する。

検査〔6日・20日〕

■尿一般（6日）：D000尿中一般物質定性半定量検査**26点**。

■尿沈渣（鏡検法）（6日）：D002尿沈渣（鏡検法）**27点**。

■糞便塗抹，糞便中ヘモグロビン定性（6日）：D003糞便検査「2」糞便塗抹顕微鏡検査・「5」糞便中ヘモグロビン定性。20点＋37点＝**57点**。

■末梢血液一般，末梢血液像（自動機械法），ESR（6日）：D005血液形態・機能検査「5」末梢血液一般検査・「3」末梢血液像（自動機械法）・「1」赤血球沈降速度（ESR）。21点＋15点＋9点＝**45点**。

■AST～HDL-コレステロール（6日）：D007血液化学検査「注」「ロ」8項目**99点**。

■B-V（6日）：D400血液採取「1」静脈**40点**。

■検体検査判断料（6日）：D026検体検査判断料「1」尿・糞便等検査判断料**34点×1**。D026「3」血液学的検査判断料**125点×1**。D026「4」生化学的検査（Ｉ）判断料**144点×1**。届出等の状況に検体検査管理加算（Ⅱ）があるが，外来であることから，「注4」「イ」検体検査管理加算（Ｉ）**40点×1**。

■HBs抗原定性・半定量（20日）：D013肝炎ウイルス関連検査「1」HBs抗原定性・半定量**29点**。

■HCV抗体定性・定量（20日）：D013肝炎ウイルス関連検査「5」HCV抗体定性・定量**102点**。

■B-V（20日）：D400血液採取「1」静脈**40点**。

■検体検査判断料（20日）：D026検体検査判断料「6」免疫学的検査判断料**144点×1**。

■ECG12（20日）：D208心電図検査「1」（12誘導）**130点**。

画像診断〔13日・20日〕

■胃透視診断，造影剤使用撮影（デジタル撮影）6回，スポット撮影（13日）：①＋②＋③＋④＋⑤＋⑥＝**1,172点**。

① E000透視診断：**110点**。

② E001「3」写真診断：72点＋｛(72点×0.5)×4｝＝**216点**。

③ E002「3」「ロ」撮影料（デジタル撮影）：154点＋｛(154点×0.5)×4｝＝**462点**。

④エックス線診断料「通則4」「ハ」電子画像管理加算（造影剤使用撮影）：**66点**。

⑤ E001「2」写真診断：96点×0.5＝**48点**。

⑥ E002「2」「ロ」撮影料（デジタル撮影）：**270点**。

■薬剤料（13日）：バリブライトP 98％（1g 1.47円）300g，バロス発泡顆粒（1g 14.70円）10g，ブスコパン注20mg 2％ 1mL（1管59.00円）1管，プルゼニド錠12mg（1錠5.70円）2錠＝658.4円⇒**66点**。

■画像診断管理加算（13日）：カルテに「放射線科医読影（文書）」の記載があるため，画像診断「通則4」画像診断管理加算1を算定する。届出は「2」だが，造影剤使用撮影の場合は「1」を算定する。**70点×1**。

■胸部X-P（デジタル撮影）1回撮影（20日）：①＋②＋③＝**210点**。

① E001「1」「イ」写真診断：**85点**。

② E002「1」「ロ」撮影料（デジタル撮影）：**68点**。

③エックス線診断料「通則4」「イ」電子画像管理加算（単純撮影）：**57点**。

問2 閉鎖循環式全身麻酔の算定，核医学診断の算定

初診料〔26日〕

■初診料（26日）：A000初診料**291点**。

医学管理等〔29日〕

■薬剤管理指導料（29日）：B008薬剤管理指導料「2」**325点×1**。安全管理が必要な医薬品の投与はないので，「2」を算定する。

投薬〔29日〕

■屯服薬（29日）：① 2mgセルシン錠（1錠6.0円）2錠

(6.0 × 2 錠) = 12.00 円⇒ **1 点 × 1**。

■**調剤料**(29 日):F000 調剤料「2」(1 日につき)。**7 点 × 1**。29 日分のみ算定。

■**麻薬等加算**(29 日):F000 調剤料「注」麻薬等加算(1 日につき)。**1 点 × 1**。29 日分のみ算定。

■**調剤技術基本料**:B008 薬剤管理指導料を算定しているため算定不可。

注射〔26 日・30 日・31 日〕

■**点滴注射**(26 日・30 日・31 日):G004 点滴注射「2」(1 日につき)**102 点 × 2**。26 日,30 日,31 日に点滴注射を実施しているが,30 日は手術当日のため術前術後にかかわらず,点滴注射実施料は算定できない。26 日,31 日の 2 日間を算定する。

■**薬剤料**(26 日・30 日・31 日):

(26 日・30 日)

セファメジン α 注射用 1g(1 瓶 346 円)1 瓶,生理食塩液 500mL(1 瓶 236 円)1 瓶 = 582 円⇒ **58 点 × 2**。

(31 日)

セファメジン α 注射用 1g(1 瓶 346 円)2 瓶,生理食塩液 500mL(1 瓶 236 円)2 瓶 = 1,164 円⇒ **116 点 × 1**。

処置〔31 日〕

■**術後創傷処置**($90cm^2$)(31 日):J000「1」創傷処置(術後)($100cm^2$ 未満)**52 点 × 1**。

手術・輸血・麻酔〔30 日〕

■**甲状腺悪性腫瘍手術(切除)**(30 日):K463「1」甲状腺悪性腫瘍手術(切除)**24,180 点 × 1**。

■**手術に係る薬剤料**(30 日):イソジン液 10% 100mL は外皮用殺菌剤なので,手術の所定点数に含まれ算定できない。

■**手術に係る特定保険医療材料料**(30 日):膀胱留置用ディスポーザブルカテーテル〔2 管一般(3)・閉鎖式〕(2,030 円)⇒ **203 点**。

■**閉鎖循環式全身麻酔 5(10:00〜12:30)**(30 日):L008 マスク又は気管内挿管による閉鎖循環式全身麻酔「5」「ロ」を算定する。麻酔時間は 2 時間 30 分。所定点数 6,000 点 +(「注 2」麻酔管理時間加算「ホ」600 点 × 1) = **6,600 点 × 1**。

使用した酸素代は,液化酸素 CE 500L(0.19 円 × 500L × 1.3) ÷ 10 = 12.4 ⇒ **12 点**。

■**麻酔に係る薬剤**(30 日):前投与で使用した薬剤も麻酔に係る薬剤として合算する。

アトロピン硫酸塩注射液 0.05% 1mL(1 管 95 円)3A,ドルミカム注射液 10mg 2mL(1 管 115 円)1A,小池笑気(1g 3.2 円)400g,セボフレン吸入麻酔液(1mL 27.2 円)100mL,ワゴスチグミン注 0.5mg 0.05% 1mL(1A 96 円)3A,ラボナール注射用 0.3g 300mg(1 管 750 円)1A = (95 円 × 3) + (115 円 × 1) + (3.2 円 × 400) + (27.2 円 × 100) + (96 円 × 3) + (750 円 × 1) = 5,438 円⇒ **544 点**。

■**麻酔管理料**(30 日):L009 麻酔管理料(Ⅰ)の届出があり常勤の麻酔科標榜医により,マスク又は気管内挿管による閉鎖循環式全身麻酔を行い麻酔前後に診察を実施しているので,「2」を算定する。**1,050 点 × 1**。

検査〔26 日・27 日〕

■**末梢血液一般,末梢血液像(自動機械法),ESR**(26 日):D005 血液形態・機能検査「5」末梢血液一般検査・「3」末梢血液像(自動機械法)・「1」赤血球沈降速度(ESR)。21 点 + 15 点 + 9 点 = **45 点**。

■ **TP〜ナトリウム及びクロール**(26 日):D007 血液化学検査「注」「ハ」10 項目以上 **103 点**。全部包括項目で 10 項目行っているため,「ハ」で算定する。

入院初回なので入院時初回加算 20 点を加算する。**20 点 × 1**。

■ **STS 定性,梅毒トレポネーマ抗体定性**(26 日):D012 感染症免疫学的検査「1」梅毒血清反応(STS)定性・「4」梅毒トレポネーマ抗体定性。15 点 + 32 点 = **47 点**。

■ **HBs 抗原定性・半定量**(26 日):D013 肝炎ウイルス関連検査「1」HBs 抗原定性・半定量 **29 点**。

■ **HCV 抗体定性・定量**(26 日):D013 肝炎ウイルス関連検査「5」HCV 抗体定性・定量 **102 点**。

■ **CRP**(26 日):D015 血漿蛋白免疫学的検査「1」C 反応性蛋白(CRP)**16 点 × 1**。

■**検体検査判断料**(26 日):D026 検体検査判断料「3」血液学的検査判断料 **125 点 × 1**。D026「4」生化学的検査(Ⅰ)判断料 **144 × 1**。D026「6」免疫学的検査判断料 **144 点 × 1**。届出等の状況により,「注 4」「ハ」検体検査管理加算(Ⅲ)**300 点 × 1**。

■ **ECG12**(26 日):D208 心電図検査「1」四肢単極誘導及び胸部誘導を含む最低 12 誘導 **130 点**。

■**超音波検査(断層撮影法)(その他)**(27 日):D215 超音波検査「2」断層撮影法「ロ」(3)(その他:甲状腺)**350 点**。

■**甲状腺穿刺又は針生検**(27 日):D411 甲状腺穿刺又は針生検 **150 点**。

病理診断〔27 日・30 日〕

■**細胞診(穿刺吸引細胞診,体腔洗浄等)1 部位**(27 日):N004 細胞診(1 部位につき)「2」穿刺吸引細胞診,体腔洗浄等によるもの **190 点**。

■**細胞診断料**(27 日):N006 病理診断料「2」細胞診断料 **200 点**。病理診断専門医が勤務しているので,細胞診断料を算定する。

■**病理診断管理加算 1(細胞診断)**(27 日):N006 病理診断料「注 4」「イ」病理診断管理加算 1(2)(細胞診断)**60 点 × 1**。

■ **T-M(組織切片)1 臓器**(30 日):N000 病理組織標本作製「1」(組織切片)1 臓器 **860 点 × 1**。

■**組織診断料**(30 日):N006 病理診断料「1」組織診断料 **520 点**。病理診断専門医が勤務しているので,組織診断料を算定する。

■**病理診断料**(30 日):N006 病理診断料「注 4」「イ」病理診断管理加算 1(1)(組織診断)**120 点 × 1**。

画像診断〔26 日・28 日〕

■**他医撮影の写真診断(単純撮影・イ)**(26 日):E001「1」「イ」写真診断 **85 点**。

■**胸部 X-P(デジタル撮影)1 回撮影**(26 日):① + ② + ③ = **210 点**。

① E001「1」「イ」写真診断:**85 点**。

② E002「1」「ロ」撮影料(デジタル撮影):**68 点**。

③エックス線診断料「通則4」「イ」電子画像管理加算（単純撮影）：**57点**。

■画像診断管理加算（26日）：カルテに「放射線科医の読影（別紙にて）」の記載があるため，画像診断「通則4」画像診断管理加算1を算定する。届出は「2」だが，単純撮影の場合は「1」を算定する。**70点×1**。

■甲状腺シンチグラム（部分・静態）（28日）：E100シンチグラム「1」部分（静態）（一連につき）**1,300点**。

■フィルム代（28日）：画像記録用フィルム四ツ切2枚（135円×2）＝270円⇒**27点**。

■薬剤料（28日）：テクネゾール120MBq（1MBq 28.5円）（28.5×120）＝3,420円⇒**342点**。

■核医学診断（1以外）（28日）：E102核医学診断「2」（1以外）**370点**。

■画像診断管理加算（28日）：カルテに「放射線科医の読影（別紙にて）」の記載があるため，画像診断「通則5」画像診断管理加算2を算定する。**175点**。

入院料等〔26日～31日〕

■A100一般病棟入院基本料「1」「ニ」急性期一般入院料4・A100「注3」「イ」14日以内の期間の加算・A207診療録管理体制加算3・A207-2医師事務作業補助体制加算2「ニ」30対1・A218地域加算「3」3級地・A219療養環境加算・A234「1」医療安全対策加算1・A234-2「1」感染対策向上加算1・A234-2「1」「注2」指導強化加算・A234-3患者サポート体制充実加算・A245データ提出加算1「イ」（26日）：1,462点＋450点＋30点＋580点＋14点＋25点＋85点＋710点＋30点＋70点＋145点＝**3,601点**。

■A100一般病棟入院基本料「1」「ニ」急性期一般入院料4・A100「注3」「イ」14日以内の期間の加算・A218地域加算「3」3級地・A219療養環境加算（27日～31日）：1,462点＋450点＋14点＋25点＝**1,951点×5**。

食事療養〔26日・27日・28日・29日・31日〕

■入院時食事療養費：入院時食事療養（Ⅰ）670円×14回＝**9,380円**。食堂加算（1日につき）50円×5＝250円。患者の標準負担額は，490円×14回＝**6,860円**。

学科問題

問1　d

a，b，cは外来診療料に含まれます（A002外来診療料「注6」）。

問2　a

aは，初診料を算定する初診の日に行った指導又は当該初診の日から1月以内に行った指導の費用は初診料に含まれます（B001「6」てんかん指導料）。

問3　d

a，b，cは，生活習慣病管理料の対象疾患です（B001-3生活習慣病管理料）。

問4　c

cにおける自動吻合器加算の限度回数は1個です（K655胃切除術，K936-2自動吻合器加算）。

問5　b

bは，同一月内に2回以上実施した場合，所定点数の100分の90に相当する点数により算定します（D210ホルター型心電図検査，第3部検査第3節生体検査料呼吸循環機能検査等「通則1」）。

問6　a

aは，外来迅速検体検査加算の対象です（第3部 検査 第1節 検体検査料 別表第9の2）。

問7　b

a，c，dは，「1日につき」算定します（G001静脈内注射）。

問8　c

cは，初診料を算定した日に限り算定できます（E203コンピューター断層診断）。

問9　c

cの標準的算定日数は，120日です（H001-2廃用症候群リハビリテーション料）。

問10　a

b.［Ctrl］＋「F」は，作業領域の中で文字検索や置換を行うためのメニューを呼び出します。

c.［Ctrl］＋「Z」は，作業の一つ前の処理に戻すことが可能です。

d.［Ctrl］＋「V」は，コピーされた内容を貼付することが可能です。

医事OA解答
①
②

問1

診療報酬明細書 （医科入院外） 1 社保　令和 5 年 10 月分　県番　医コ

1 医科	1 社国	1 単独	2 本外

保険	06140693
記号・番号	1 2 1 ・ 2 1　（枝番）00

—		—	
公費①		公受①	
公費②		公受②	

氏名	ウサミ　レン 宇佐美　蓮 1 男　昭和 50 年 3 月 16 日 生	特記事項
職務上の事由		

保険医療機関の所在地及び名称

（ 100 床）

傷病名	(1)（主病名） 胃潰瘍	診療開始日	(1)令和 5. 8.16	転帰

診療実日数	
保	3 日
①	日
②	日

11	初診				回	
12 再診	再診	75	×	3	回	225
	外来管理加算	52	×	3	回	156
	時間外		×		回	
	休日		×		回	
	深夜		×		回	
13	医学管理					188
14 在宅	往診				回	
	夜間				回	
	深夜・緊急				回	
	在宅患者訪問診療				回	
	その他					
	薬剤					
20 投薬	21 内服薬剤			42	単	126
	内服調剤	11	×	3	回	33
	22 屯服薬剤			5	単	5
	23 外用薬剤				単	
	外用調剤		×		回	
	25 処方	42	×	3	回	126
	26 麻毒				回	
	27 調基					14
30 注射	31 皮下筋肉内				回	
	32 静脈内				回	
	33 その他				回	
40 処	処置				回	
	薬剤					
50 手	手術・麻酔				回	
	薬剤					
60 検	検査			15	回	1132
	薬剤					
70 画	画像診断			6	回	1452
	薬剤					66
80 他	処方箋				回	
	その他					
	薬剤					

(12)
＊再診料　75×3
＊外来管理加算　52×3

(13)
＊特定疾患療養管理料
（100床以上200床未満）　87×2
＊薬剤情報提供料　4×2
手帳記載加算（薬剤情報提供料）　3×2

(21)
＊セルベックスカプセル50mg　3カプセル　3×28
＊ガスターD錠20mg　2錠　3×14
＊調剤料（内服薬・浸煎薬・屯服薬）　11×3

(22)
＊ブスコパン錠10mg　2錠　1×5

(25)
＊処方料（その他）　42×3

(27)
＊調基（その他）　14×1

(60)
＊尿一般，尿沈渣（鏡検法）　53×1
＊糞便塗抹，糞便中ヘモグロビン定性　57×1
＊末梢血液一般検査，末梢血液像（自動機械法），ESR　45×1
＊B-V　40×2
＊AST，ALT，BUN，UA，カリウム，クレアチニン，ナトリウム及びクロール，HDL-コレステロール　99×1
＊外来迅速検体検査加算　5項目　50×1
＊HBs抗原定性・半定量　29×1
＊HCV抗体定性・定量　102×1
＊ECG12　130×1
＊検体検査管理加算（1）　40×1
＊尿・糞便等検査判断料　34×1
＊血液学的検査判断料　125×1
＊生化学的検査（1）判断料　144×1
＊免疫学的検査判断料　144×1

(70)
＊胃　110×1
透視診断
造影剤使用撮影の写真診断　6枚
造影剤使用撮影（デジタル撮影）　6枚
スポット撮影（他方と同時併施）（診断・撮影）（デジタル撮影）　996×1
電子画像管理加算（造影剤使用撮影）　66×1
バリブライトP 98% 300g
バロス発泡顆粒10g
ブスコパン注20mg 2% 1mL 1管
プルゼニド錠12mg 2錠　66×1
＊画像診断管理加算1（写真診断）　70×1
＊撮影部位（単純撮影）：胸部（肩を除く）
単純撮影（イ）の写真診断　1枚
単純撮影（デジタル撮影）　1枚　153×1
電子画像管理加算（単純撮影）　57×1

療養の給付	請求 点	※決定 点	一部負担金 円
保険	3,523		
①			
②			

※高額　円　※公　点　※公　点

問2

診療報酬明細書（医科入院）　1社保　令和 5年10月分　県番　医コ

1医科	1社国	1単独	1本人

保険　01140011

記号・番号　322・79　（枝番）00

公費①　公受①
公費②　公受②

区分　　特記事項

保険医療機関の所在地及び名称

氏名　エダ ケイタ　江田　啓太
1男　昭和 42年 6月 2日 生

職務上の事由

傷病名　(1)（主病名）甲状腺癌

診療開始日　(1)令和 5.10.26

転帰

診療実日数　保 6日　① 日　② 日

区分		回数	点数
11 初診		1回	291
13 医学管理			325
14 在宅			
20 投薬	21 内服	単	
	22 屯服	1単	1
	23 外用	単	
	24 調剤	1日	7
	26 麻毒	1日	1
	27 調基		
30 注射	31 皮下筋肉内	回	
	32 静脈内	回	
	33 その他	5回	436
40 処置		1回	52
	薬剤		
50 手術・麻酔		3回	32045
	薬剤		544
60 検査		20回	3655
	薬剤		
70 画像診断		7回	2237
	薬剤		342
80 その他			
	薬剤		

(11) ＊初診料　291×1

(13) ＊薬剤管理指導料（1の患者以外の患者）
算定日 29日　325×1

(22) ＊2mgセルシン錠 2錠　1×1

(24) ＊調剤料（入院）　7×1

(26) ＊麻薬等加算（調剤料）（入院）　1×1

(33) ＊点滴注射　102×2
＊セファメジンα注射用1g 1瓶
生理食塩液500mL 1瓶　58×2
＊セファメジンα注射用1g 2瓶
生理食塩液500mL 2瓶　116×1

(40) ＊創傷処置（100cm²未満）
術後　52×1

(50) ＊手術　30日
甲状腺悪性腫瘍手術（切除）
（頸部外側区域郭清を伴わない）　24180×1
膀胱留置用ディスポーザブルカテーテル
（2管一般（3）・閉鎖式）2030円/1　203×1
＊麻酔　30日
閉鎖循環式全身麻酔5　2時間30分　6600×1
小池笑気400g
アトロピン硫酸塩注射液0.05% 1mL 3管
ドルミカム注射液10mg 2mL 1管
セボフレン吸入麻酔液100mL
ワゴスチグミン注0.5mg 0.05% 1mL 3管
ラボナール注射用0.3g 300mg 1管　544×1
液体酸素・定置式液化酸素貯槽（CE）
0.19円/L 500L
酸素補正率1.3（1気圧）　12×1
＊麻酔管理料1（閉鎖循環式全身麻酔）　1050×1

（以下　続く）

90 入院　入院年月日　令和 5年 10月 26日

病　急一般4　録管3　医2の30　環境　安全1　感向1　感指　患サポ　デ提1

90 入院基本料・加算
3601× 1日　3601
1951× 5日　9755

92 特定入院料・その他

※高額療養費　円　※公　点　※公　点

97 食事・生活
基準Ⅰ　670円×14回
円×　回
特別　円×　回
食堂　50円× 5日
環境　円×　日
基準（生）　円×　回
円×　回

療養の給付	請求 点	※決定 点	負担金額 円
保険	53,292		
①			
②			

食事・生活療養	回	請求 円	※決定 円	標準負担額 円
保険	14	9,630		6,860
①				
②				

医事OA解答　①　②

診療報酬明細書（医科入院）　1 社保　令和 5 年 1 0 月分　県番　医コ

1 医科	1 社国	1 単独	1 本入

―		―	
公費①		公受①	
公費②		公受②	

保険	0 1 1 4 0 0 1 1
記号・番号	3 2 2 ・ 7 9　（枝番）00

区分	
氏名	江田（エダ）　啓太（ケイタ） 1 男　昭和　42 年　6 月　2 日　生

(60)	＊末梢血液一般検査，末梢血液像（自動機械法）， ESR	45×1
	＊TP，AST，ALT，ALP，LD，CK，BUN， BIL/総，Tcho，ナトリウム及びクロール	103×1
	＊入院時初回加算	20×1
	＊STS定性，梅毒トレポネーマ抗体定性	47×1
	＊HBs抗原定性・半定量	29×1
	＊HCV抗体定性・定量	102×1
	＊CRP	16×1
	＊ECG12	130×1
	＊超音波検査（断層撮影法）（その他）	350×1
	＊甲状腺穿刺又は針生検	150×1
	＊細胞診（穿刺吸引細胞診，体腔洗浄等）1部位	190×1
	＊T-M（組織切片）1臓器 コ　その他；甲状腺	860×1
	＊病理診断管理加算1（組織診断）	120×1
	＊検体検査管理加算（3）	300×1
	＊血液学的検査判断料	125×1
	＊生化学的検査（1）判断料	144×1
	＊免疫学的検査判断料	144×1
	＊細胞診断料	200×1
	＊組織診断料	520×1
	＊病理診断管理加算1（細胞診断）	60×1
(70)	＊他医撮影の写真診断（単純撮影・イ） 頸部	85×1
	＊撮影部位（単純撮影）：胸部（肩を除く） 単純撮影（イ）の写真診断　1枚 単純撮影（デジタル撮影）　1枚	153×1
	電子画像管理加算（単純撮影）	57×1
	＊画像診断管理加算1（写真診断）	70×1
	＊甲状腺 シンチグラム（部分・静態）	1300×1
	画像記録用フィルム（四ツ切）　135円/枚　2枚	27×1
	テクネゾール120MBq	342×1
	＊核医学診断（1以外）	370×1
	＊画像診断管理加算2（核医学診断）	175×1
(90)	＊急性期一般入院料4（14日以内） 診療録管理体制加算3 30対1補助体制加算 （医師事務作業補助体制加算2） 3級地地域加算 療養環境加算 医療安全対策加算1 感染対策向上加算1 指導強化加算（感染対策向上加算1） 患者サポート体制充実加算 データ提出加算1（許可病床数200床以上）	3601×1
	＊急性期一般入院料4（14日以内） 3級地地域加算 療養環境加算	1951×5

医事OA解答 1 2

電子カルテオペレーション実務能力認定試験
解答・解説

①	2022年11月23日（祝・水） 13:30〜15:00	➡問題はp. 60
②	2023年11月23日（祝・木） 13:30〜15:00	➡問題はp. 67

 ➡問題は p. 60

実技問題

問1

（ID:2202-1）

公費負担者番号		保険者番号	01134527
公費負担医療の受給者番号		被保険者証・被保険者手帳 記号・番号	135・79 （枝番）
		有効期限	
受診者 氏名	オノデラ アキコ 小野寺 明子	被保険者氏名	小野寺 明子
生年月日	昭和 58年 9月 26日 女	資格取得	
住所	〒 - 電話	事業所（船舶所有者） 所在地	〒 - 電話
		名称	
		保険者 所在地	〒 - 電話
職業	会社員 被保険者との続柄 本人	名称	

10/7に「Clear」とあるので、「中止」を入力します。

傷病名	開始	終了	転帰	診療実日数	期間満了予定日
（主病）過敏性腸症候群	令4年10月3日				
大腸癌の疑い	令4年10月3日	令4年10月7日	中止		
不眠症	令4年10月3日	令4年10月11日	治ゆ		

10/11に「治癒」とあるので、「治ゆ」を入力します。

S O A P

2022年10月03日 18:30 内科／佐藤 誠
代行入力者／鈴木 里香
承認：内科／佐藤 誠

代行入力機能を使用し、入力後医師の承認を入力します。

【バイタル】
T： cm、W： kg、KT：36.1℃、BP： / mmFg、P： bpm

【主訴（S）】
●症状
先月、職場の担当が変わってストレスが増え、たびたびお腹が痛くなる。
下痢と便秘を繰り返し、眠れない。
今朝、便に少し血が混じっていたような気がした。

初診問診画面に入力し、問題の指示通り「バイタルサイン」「主訴」のみカルテに反映させます。

【所見（O）】
赤血球数（R）：448×10000/μL、白血球数（W）：4800/μL
血色素量（Hb）：13.6g/dL、ヘマトクリット（Ht）：40.4%
血小板数（Pl）：20.2×10000/μL、FT4：1.2、FT3：2.5
CRP：0.2mg/dL
CEA：3.52ng/mL

オーダ画面でオーダ処理後、結果入力を行い、カルテに反映させます。

【評価（A）】
IBS質問票の結果から過敏性腸症候群と診断。
がんの心配はないと思うが、念のため、注腸造影を行うこととする。
不眠症と診断し、IBSと併せて投薬した。

予約機能を使用し、次回実施予定の画像診断を入力します。

【計画（P）】
2022年10月07日 10：00 予約（造）
炭水化物や脂質の多い食事、香辛料、アルコール、カフェインを含んだ飲料、乳製品により悪化する可能性があるので、何によって痛みが発生するのかを気をつけてみるよう指導。

患者への指導内容は【計画（P）】に入力します。

処方、手術、処置等

2022年10月03日 18:30 内科／佐藤 誠
代行入力者／鈴木 里香
承認：内科／佐藤 誠

「文書にて説明の上交付」とあるので、外来迅速検体検査加算を入力します。

●「初診」 初診料
夜間・早朝等加算（初診）
●「外迅」 外来迅速検体検査加算 5項目
対象検査は同日内に結果を文書にて交付し説明
「検体」 尿一般（比重、pH、E、Z、Uro、ウロビリン、ビリルビン、アセトン体、潜血、蛋白半定量、Alb）
糞便中ヘモグロビン
末梢血液一般検査（R、W、Hb、Ht、Pl）
FT4
FT3
CEA
CRP

一般名処方による入力は、「一般名処方検索」にチェックすることで表示されます。

●【院外処方（処方箋指示内容）】リフィル：不可】
「内服」 【般】ポリカルボフィルCa細粒83.3% 1.8g
メペンゾラート臭化物錠7.5mg「ツルハラ」6錠
分3 毎食後／7日分
「内服」 イリボー錠2.5μg 1錠
ジアゼパム錠2mg「ツルハラ」（向）1錠
分1 就寝前／7日分

次ページへつづく

（ＩＤ:2202-1）

Ｓ　Ｏ　Ａ　Ｐ	処方、手術、処置等
2022年10月07日　10:00　内科／佐藤　誠 代行入力者／鈴木　里香 承認：内科／佐藤　誠 【バイタル】 T：　cm、W：　kg、KT：　℃、BP：　/　mmFg、P：　bpm 【主訴（S）】 体調は相変わらず。 【評価（A）】 ポリープは小さいものが2つあったが、特に問題なしと判断。 大腸癌の疑いはClear。 【計画（P）】 2022年10月11日　18：30　予約	2022年10月07日　10:00　内科／佐藤　誠 代行入力者／鈴木　里香 承認：内科／佐藤　誠 ●「再診」　再診料 ●「造影」　注腸 透視診断 （10/3に予約入力していたものを受付して入力します。） 造影剤使用撮影の写真診断　24枚 造影剤使用撮影（デジタル撮影）　24枚 ＜撮影回数24回＞ 電子画像管理加算（造影剤使用撮影） 造影剤注入手技（注腸） スポット撮影（他方と同時併施）（診断・撮影）（デジタル撮影） ＜撮影回数8回＞ 電子画像管理加算（特殊撮影） グリセリン浣腸液50%「ケンエー」150mL　1個 バリトゲンHD　98.6%　300g ブスコパン注20mg　2%1mL　2管 プルゼニド錠12mg　2錠
2022年10月11日　18:30　内科／佐藤　誠 代行入力者／鈴木　里香 承認：内科／佐藤　誠 【バイタル】 T：　cm、W：　kg、KT：　℃、BP：　/　mmFg、P：　bpm 【主訴（S）】 不眠は解消した。 【評価（A）】 不眠症は治癒とする。 【計画（P）】 暴飲暴食は避けるよう指導。	2022年10月11日　18:30　内科／佐藤　誠 代行入力者／鈴木　里香 承認：内科／佐藤　誠 （「リフィル可」で回数（2回）を選択します。） ●「再診」　再診料 夜間・早朝等加算（再診） ●【院外処方（処方箋指示内容）リフィル：2回】 「内服」　【般】ポリカルボフィルCa細粒83.3%　1.8g 分3　毎食後／14日分 「内服」　イリボー錠2.5μg　1錠 分1　就寝前／14日分

問2

（ＩＤ:2202-2）

公費負担者番号		保険者番号	39130018
公費負担医療の受給者番号		被保険者証・被保険者手帳　記号・番号	87654321　（枝番）
		有効期限	

受診者	氏名	オンダ　ショウイチ 恩田　昭一		
	生年月日	昭和21年1月1日	男	
	住所	〒　- 電話		
	職業	無職	被保険者との続柄	本人

被保険者氏名		
資格取得		
事業所（船舶所有者）	所在地	〒　- 電話
	名称	
保険者	所在地	〒　- 電話
	名称	

傷病名	開始	終了	転帰	診療実日数	期間満了予定日
(主病)左大腿骨頸部骨折後遺症	令4年10月3日				
頸肩腕症候群	令4年10月7日				
後頭神経痛	令4年10月7日				

次ページへつづく

（ＩＤ：2202-2）

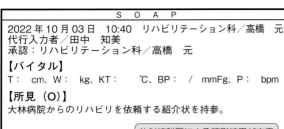

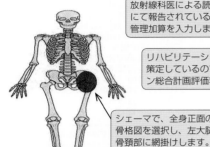

Ｓ　Ｏ　Ａ　Ｐ	処方、手術、処置等
2022年10月03日　10:40　リハビリテーション科／高橋　元 代行入力者／田中　知美 承認：リハビリテーション科／高橋　元 **【バイタル】** T：　cm、W：　kg、KT：　℃、BP：　/　mmFg、P：　bpm **【所見（O）】** 大林病院からのリハビリを依頼する紹介状を持参。 放射線科医による読影結果が文書にて報告されているので画像診断管理加算を入力します。 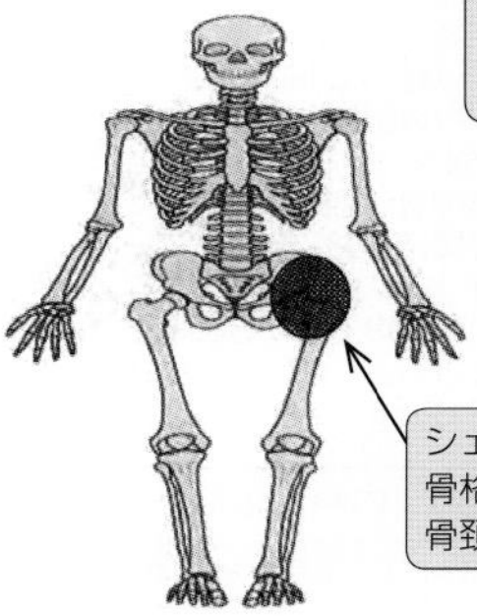 リハビリテーション総合実施計画書を策定しているので、リハビリテーション総合計画評価料１を入力します。 シェーマで、全身正面の骨格図を選択し、左大腿骨頸部に網掛けします。 **【評価（A）】** 左大腿骨頸部骨折後遺症と診断。	2022年10月03日　10:40　リハビリテーション科／高橋　元 代行入力者／田中　知美 承認：リハビリテーション科／高橋　元 ●「初診」　初診料 ●「加算」　画像診断管理加算1（写真診断） 「単純」　撮影部位（単純撮影）：大腿＿；左 単純撮影（ロ）の写真診断　2枚 単純撮影（デジタル撮影）　2枚 ＜撮影回数2回＞ 電子画像管理加算（単純撮影） 正面・側面各1回 ●「リハ」　リハビリテーション総合計画評価料1 運動器リハビリテーション料（1） 理学療法士による場合　6単位 問題に１単位を20分とする旨指示があるので、２時間６単位として入力します。
2022年10月05日　16:45　リハビリテーション科／高橋　元 代行入力者／田中　知美 承認：リハビリテーション科／高橋　元 **【バイタル】** T：　cm、W：　kg、KT：36.1℃、BP：120/80mmFg、P：　bpm	2022年10月05日　16:45　リハビリテーション科／高橋　元 代行入力者／田中　知美 承認：リハビリテーション科／高橋　元 ●「リハ」　運動器リハビリテーション料（1） 理学療法士による場合　6単位
2022年10月07日　16:45　リハビリテーション科／高橋　元 代行入力者／田中　知美 承認：リハビリテーション科／高橋　元 **【バイタル】** T：　cm、W：　kg、KT：36.8℃、BP：128/88mmFg、P：　bpm **【主訴（S）】** 右肩が痛くて動かせない。頭の後ろから首も痛い。 **【所見（O）】** 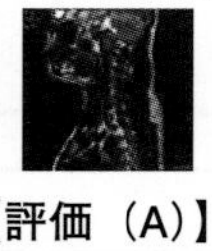 上肢マッサージは、処置で消炎鎮痛等処置１を入力します。 **【評価（A）】** 頸肩腕症候群、後頭神経痛と診断。	2022年10月07日　16:45　リハビリテーション科／高橋　元 代行入力者／田中　知美 承認：リハビリテーション科／高橋　元 ●「リハ」　運動器リハビリテーション料（1） 理学療法士による場合　6単位 ●「加算」　画像診断管理加算1（写真診断） 「単純」　撮影部位（単純撮影）：頚椎右 単純撮影（イ）の写真診断　1枚 単純撮影（デジタル撮影）　1枚 ＜撮影回数1回＞ 電子画像管理加算（単純撮影） ●「処置」　消炎鎮痛等処理（マッサージ等の手技による療法） 上肢 ●「麻酔」　後頭神経ブロック（局所麻酔剤又はボツリヌス毒素） メピバカイン塩酸塩注射液1％ 10mL　1管
2022年10月11日　16:45　リハビリテーション科／高橋　元 代行入力者／田中　知美 承認：リハビリテーション科／高橋　元 **【バイタル】** T：　cm、W：　kg、KT：36.4℃、BP：127/85mmFg、P：　bpm **【主訴（S）】** 右腕にまだ軽いしびれ感がある。 電子カルテでは、実施した事実通りに入力するため、算定不可項目であっても入力します。	2022年10月11日　16:45　リハビリテーション科／高橋　元 代行入力者／田中　知美 承認：リハビリテーション科／高橋　元 ●「リハ」　運動器リハビリテーション料（1） 理学療法士による場合　6単位 ●「処置」　消炎鎮痛等処理（マッサージ等の手技による療法） 上肢 「処置」　消炎鎮痛等処理（器具等による療法） 頚部と右肩 「処置」　消炎鎮痛等処理（湿布処置） MS冷シップ「タイホウ」20g 右肩 ●「筋注」　ノイロトロピン注射液1.2単位　1mL　1管

学科問題

問1　d

電子カルテシステムの導入により様々なものがデータ化・伝送化されますが，医学的指導は医師が患者に対して直接対面で行うことが基本とされています。

問2　c

発生源入力とは，処方や検査などの医療行為が発生した段階で，診療現場でデータ入力を行うことであり，これによって入力作業の集中が避けられます。

問3　a

患者情報や保健福祉情報は，複数の医療機関や保健福祉機関間でネットワークシステムが構築され，情報の共有が行われています。

問4　b

真正性を確保するためには，作成の責任の所在を明確にする，過失や故意，使用する機器，ソフトウェアに起因する虚偽入力，書き換え，消去，混同を防止する必要があります。

問5　a

bのシェーマ機能とは，あらかじめ用意されている人体や臓器などの図を貼り込むことができる入力支援ツールのことです。

cのクリティカル・パス機能とは，診療プロセスを簡便に作成できる機能のことです。

dのテンプレート機能とは，登録マスタを利用して，簡便に主訴が入力できる入力支援ツールのことです。

問6　b

生涯健康情報管理システムでは，医療機関や保健福祉機関における情報の共有を行います。

問7　c

たとえ自動算定される項目であっても，請求時の確認は必要です。

問8　d

電子カルテシステムを導入することにより，統計資料等の作成は簡便化され，人件費は下落し，診療情報の共有化が進むと言われています。

問9　b

MEDISの標準マスターには，このほかに手術・処置マスター，臨床検査マスター，医療機器データベース，症状所見マスター，画像検査マスターなどがあります。

問10　d

aのバーチャルリアリティシステムとは，コンピュータグラフィックなどの技術を用いて架空の世界を構築し，その世界を現実のように知覚させる技術のことです。

bのマルチベンダ方式とは，異なるメーカー，ベンダの端末機器，周辺機器，通信機器などを採用してシステムを構成することです。

cの公開鍵インフラストラクチャとは，インターネット上で安全に情報をやりとりしたり，データの正しさを確認したりできるシステムのことです。

2　2023年11月実施
電子カルテオペレーション実務能力認定試験〔解答・解説〕

➡問題は p. 67

実技問題

問1

（ID:2302-1）

公費負担者番号		保険者番号	138131
公費負担医療の受給者番号		被保険者証・被保険者手帳 記号・番号	1327・6938（枝番）
		有効期限	
受診者 氏名	クラモト ケイ 倉本 啓	被保険者氏名	倉本 啓
生年月日	平成2年6月16日　男	資格取得	
住所	〒 - 電話	事業所（船舶所有者） 所在地	〒 - 電話
		名称	
職業	自営業　被保険者との続柄　本人	保険者 所在地	〒 - 電話
		名称	

傷病名	開始	終了	転帰	診療実日数	期間満了予定日
(主病)てんかん	令3年1月25日				
1型糖尿病	令3年1月25日				

SOAP	処方、手術、処置等
2023年10月02日　18：00　内科／鈴木　誠 代行入力者／高橋　萌 承認：内科／鈴木　誠 （代行入力者で入力し、医師の承認を得ます。） 【バイタル】 T：　cm、W：　kg、KT：　℃、BP：　/　mmFg、P：　bpm 【主訴（S）】 ときどき薬を飲み忘れることがある。 【所見（O）】 （検査結果は「所見」に入力します。） 血中濃度測定（アレビアチン・クランポール末） 血中濃度は治療域にあり。 【計画（P）】 （予約機能を使用し、次回実施予定の検査を入力します。） 薬は忘れずに飲むように。 2023年10月16日　18：30　予約（検）	2023年10月02日　18：00　内科／鈴木　誠 代行入力者／高橋　萌 承認：内科／鈴木　誠 （診療時間を設定することにより、夜間・早朝等加算が入力されます。） ●「再診」　再診料 夜間・早朝等加算（再診） ●「医管」　特定薬剤治療管理料1 特定薬剤治療管理料初回算定　令和3年2月 抗てんかん剤 アレビアチン・クランポール末 ●【院外処方（処方箋指示内容）リフィル：1回】 「内服」　アレビアチン錠100mg 3錠 クランポール末0.3g 分3　毎食後／14日分 （リフィル回数を忘れずに設定します。） （「血中濃度測定」は、「特定[薬]剤治療管理料」として入力[し]ます。血中濃度を測定した[薬]剤も忘れずに入力します。）
2023年10月16日　18：30　内科／鈴木　誠 代行入力者／高橋　萌 承認：内科／鈴木　誠 【バイタル】 T：　cm、W：　kg、KT：　℃、BP：　/　mmFg、P：　bpm 【主訴（S）】 症状は相変わらず。 （オーダ画面でオーダ処理後、結果入力を行い、カルテに反映させます。） 【所見（O）】 中性脂肪（TG）：116mg/dL、グルコース（血糖）：105mg/dL Tcho：212mg/dL、LDL-コレステロール：132mg/dL 【計画（P）】 2023年11月06日　18：00　予約 自己注射は1日2回朝夕食前に1回20単位ずつを継続するように。 血糖値の自己測定も1日2回（月60回）行うように。	2023年10月16日　18：30　内科／鈴木　誠 代行入力者／高橋　萌 承認：内科／鈴木　誠 ●「再診」　再診料 夜間・早朝等加算（再診） ●「検体」　TG グルコース Tcho LDL-コレステロール 「生体7」　精密眼底検査（両） ●「在宅7」　在宅自己注射指導管理料（1以外）（月28回以上） 血糖自己測定回数（1型又は膵全摘後）；60 （自己注射に対する指導が行われているので、「在宅自己注射指導管理料」を入力します。）

問2

（ID:2302-2）

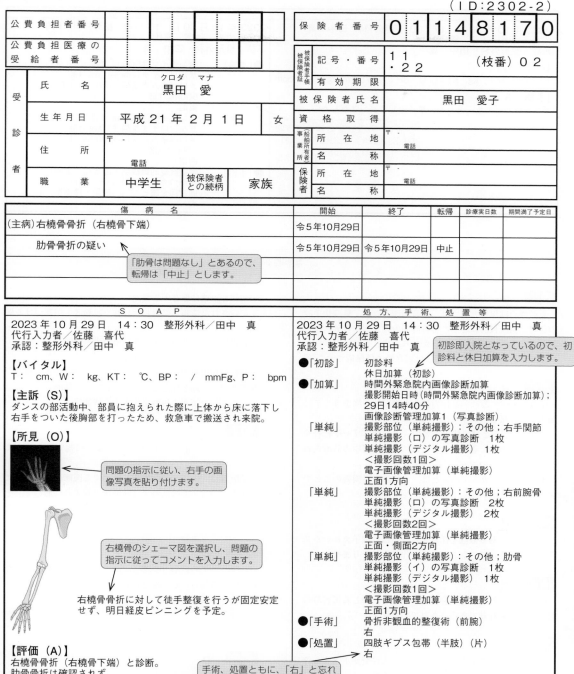

公費負担者番号		保険者番号	01148170
公費負担医療の受給者番号		被保険者証・被保険者手帳 記号・番号	11・22　（枝番）02
		有効期限	

受診者	氏名	クロダ　マナ 黒田　愛		被保険者氏名	黒田　愛子
	生年月日	平成21年2月1日	女	資格取得	
	住所	〒 - 電話		事業所（船舶所有者） 所在地	〒 - 電話
				名称	
	職業	中学生	被保険者との続柄　家族	保険者 所在地	〒 - 電話
				名称	

傷病名	開始	終了	転帰	診療実日数	期間満了予定日
（主病）右橈骨骨折（右橈骨下端）	令5年10月29日				
肋骨骨折の疑い	令5年10月29日	令5年10月29日	中止		

「肋骨は問題なし」とあるので、転帰は「中止」とします。

SOAP

2023年10月29日　14：30　整形外科／田中　真
代行入力者／佐藤　喜代
承認：整形外科／田中　真

【バイタル】
T：　cm、W：　kg、KT：　℃、BP：　/　mmFg、P：　bpm

【主訴（S）】
ダンスの部活動中、部員に抱えられた際に上体から床に落下し右手をついた後胸部を打ったため、救急車で搬送され来院。

【所見（O）】

問題の指示に従い、右手の画像写真を貼り付けます。

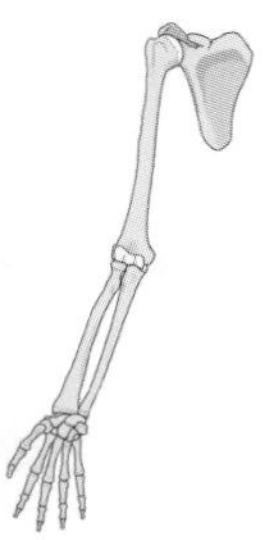

右橈骨のシェーマ図を選択し、問題の指示に従ってコメントを入力します。

右橈骨骨折に対して徒手整復を行うが固定安定せず、明日経皮ピンニングを予定。

【評価（A）】
右橈骨骨折（右橈骨下端）と診断。
肋骨骨折は確認されず。

処方、手術、処置等

2023年10月29日　14：30　整形外科／田中　真
代行入力者／佐藤　喜代
承認：整形外科／田中　真

初診即入院となっているので、初診料と休日加算を入力します。

●「初診」	初診料 休日加算（初診）
●「加算」	時間外緊急院内画像診断加算 撮影開始日時（時間外緊急院内画像診断加算）；29日14時40分 画像診断管理加算1（写真診断）
「単純」	撮影部位（単純撮影）：その他；右手関節 単純撮影（ロ）の写真診断　1枚 単純撮影（デジタル撮影）　1枚 ＜撮影回数1回＞ 電子画像管理加算（単純撮影） 正面1方向
「単純」	撮影部位（単純撮影）：その他；右前腕骨 単純撮影（ロ）の写真診断　2枚 単純撮影（デジタル撮影）　2枚 ＜撮影回数2回＞ 電子画像管理加算（単純撮影） 正面・側面2方向
「単純」	撮影部位（単純撮影）：その他；肋骨 単純撮影（イ）の写真診断　1枚 単純撮影（デジタル撮影）　1枚 ＜撮影回数1回＞ 電子画像管理加算（単純撮影） 正面1方向
●「手術」	骨折非観血的整復術（前腕） 右
●「処置」	四肢ギプス包帯（半肢）（片） 右

手術、処置ともに、「右」と忘れずにコメント欄に入力します。

次ページへつづく

電子カルテ 解答
①
②

（ＩＤ：2302-2）

Ｓ　Ｏ　Ａ　Ｐ	処　方、　手　術、　処　置　等
2023 年 10 月 30 日　17：00　整形外科／田中　真 代行入力者／佐藤　喜代 承認：整形外科／田中　真 **【バイタル】** T：　cm、W：　kg、KT：　℃、BP：120/85mmFg、P：　bpm **【主訴（S）】** 手術が終わってホッとした。早く治してダンスがしたい。 点滴は、１日分を合算はせず、「術前」「術後」とコメントを入れて、それぞれ入力します。	2023 年 10 月 30 日　17：00　整形外科／田中　真 代行入力者／佐藤　喜代 承認：整形外科／田中　真 ●「点滴」　ペンライブ注500mL 1袋 ザルソロイチン静注10mL 1管 メロペネム点滴静注用0.5g「NP」 500mg 1瓶 術前 「点滴」　ペンライブ注500mL 1袋 ザルソロイチン静注10mL 1管 メロペネム点滴静注用0.5g「NP」 500mg 1瓶 術後 ●「手術」　骨折経皮的鋼線刺入固定術（前腕） キシロカイン注射液1% 10mLV 固定用金属ピン（一般用・標準型）1 右

学科問題

問１　a

見読性の確保策としては，情報の所在管理，見読化手段の管理，見読目的に応じた応答時間の確保，システム障害対策としての冗長性の確保等があります。

ｂは真正性の確保策，ｃとｄは保存性の確保策です。

問２　a

ｂのシェーマとは，身体の部位や臓器等の図をカルテに記入する作業を補助するツールのことです。

ｃのサマリーとは要約のことで，退院サマリーや転科サマリー等があり，退院サマリーは，入院期間中の診療内容等を要約したものです。

ｄのクリティカル・パスとは，入院診療計画書のことです。

問３　d

主な検体である血液を採取する作業は，電子カルテシステムが導入されてもシステム上の作業とはなりません。

問４　d

診療録等の外部保存は容認されており，むしろ災害時の対応としても有効であるとされています。

問５　b

電子カルテシステムの導入により，人件費が下落する等経営の効率化が図られると言われています。

問６　b

電子保存システムが備えておかなければならない機能は以下のとおりです。

①アクセス者を認識する機能
②アクセス権を設定，不正なアクセスを排除する機能
③確定操作を行う機能
④情報を正確に保存する機能
⑤記録された情報と記録した日時や記録者を関連づける機能
⑥必要に応じて情報を速やかに出力する機能
⑦情報を一元的に管理する機能
⑧情報の利用範囲等に応じた管理区分を設定できる機能
⑨アクセス記録を保存し，追跡調査できる機能
⑩記録された情報の複製を作成する機能

問７　c

医師法第 24 条第２項には，次のように規定されています。

診療録は「病院又は診療所に勤務する医師のした診療に関するものは，その病院又は診療所の管理者において，その他の診療に関するものは，その医師において，５年間これを保存しなければならない」。

問８　c

ａのオーダの内容が医事会計システムに反映されるため，中止の場合は必ず確認が必要となります。

ｂのレセプト点検は，モニター上でも可能です。

ｄの電子カルテシステムも，診療報酬改定に伴うマスタメンテナンスは必要です。

問９　b

入力支援ツールが備わっているとはいえ，操作が苦手な者や操作に慣れるのに時間がかかる等の点で，紙カルテより優れているとはいえません。

問10　c

ａの PACS：画像保管管理システム
ｂの RIS：放射線情報システム
ｄの HIS：病院情報システム

医師事務作業補助者実務能力認定試験
解答・解説

①	2022 年 10 月 2 日（日）	10:00～12:00	➡問題は p. 74
②	2023 年 10 月 1 日（日）	10:00～12:00	➡問題は p. 85

医師事務作業補助者実務能力認定試験〔解答・解説〕
➡問題は p. 74

学科問題

問 1　a

「5 割以上配置すべき職員」の勤務経験においては，他の保険医療機関での勤務経験を通算して 3 年とすることはできませんが，その医療機関でパートタイマーとして勤務した期間は通算できます。

問 2　a

電子カルテシステムの必須要件については，「医療情報システムの安全管理に関するガイドラインに準拠した体制」について文書で規程を整備することと，真正性に十分留意している必要があること等があります。

問 3　b

1 の受給資格の確認は，電子資格確認でも患者の提出する被保険者証でもよいとされています（療養担当規則第 3 条）。

4 について，診療を行った場合には，様式第 1 号又はこれに準ずる様式の診療録に必要事項を記載しなければならないとされています（療養担当規則第 22 条）。

問 4　b

地域医療支援病院の主な機能は，紹介患者に対する医療提供，医療機関や高額医療機器などの共同利用，24 時間救急医療の提供，地域の医療従事者に対する研修などです（医療法第 4 条）。

問 5　c

1 の診療放射線技師は，放射線を人体に対して照射する者ですが，照射機器や放射性同位元素を人体内に挿入するものは行えません。

3 の視能訓練士は，両眼視機能に障害のある者に対して，その回復のために矯正訓練やこれに必要な検査を行う者ですが，涙道通水通色素検査は行えません。

問 6　c

1 の「13」は戦傷病者特別援護法の療養の給付の法別番号，2 の「15」は障害者総合支援法の更生医療の法別番号，3 の「20」は精神保健福祉法の措置入院の法別番号，4 の「30」は医療観察法の法別番号であり，このうち保険優先公費は「15」と「20」です。

問 7　d

1 の高額療養費の対象となる自己負担額には，入院時食事療養費の標準負担額は含まれません。

2 の患者の希望による個室代には医療保険は適用されず，全額患者負担となります。

問 8　d

ビジネス文書を作成する場合は，結論は最初に書き，要点は箇条書きにすると良いとされています。

問 9　d

1 のウイルスが宿主に侵入すると感染が成立しますが，必ずしも発病するとは限りません。

2 の広域抗菌剤を長期使用すると，薬剤耐性菌の定着や二次感染，他の患者への水平感染の危険性が高まるため，推奨されません。

問 10　d

1 のすでに承認された医薬品と有効成分，分量，用法，用量，効能効果が同じ医薬品は後発医薬品と言います。

2 の劇薬は，直接の容器又は被包に，「白地に赤枠・赤地」で，品名と「劇」の文字を記載して保管しなければなりません。

問 11　c

2 について，代謝性アシドーシスとは，代謝のバランスが崩れて pH が酸性に傾いている状態のことです。

3 について，骨芽細胞による骨形成と破骨細胞による骨吸収のバランスが崩れると骨量が減少します。

問 12　c

1 の Hunt and Kosnik 分類の Grade Ⅲでは，意識障害は傾眠，錯乱状態で軽度の局所神経症状を示します。

3 の 2 度房室ブロックでは，心電図において PR が次第に延長し，QRS が脱落します。

問 13　b

1 の MK（Magen Krebs）は胃癌，4 の PK（Pankreas Krebs）は膵管癌で，いずれも病期分類に「0」はありません。

問 14　b

1 の ALL（急性リンパ性白血病）の寛解導入療法では，ビンクリスチン硫酸塩，シクロホスファミド水和物などの多剤併用療法が一般的です。

4 の胆のう結石で痛みがある場合は，原則手術の適応となります。

問 15　a

1 について，診療行為に関連した死亡例が発生した場合は，まず院内において遺族に対して十分な説明を行います。

2 について，医療事故調査・支援センターによる調査は，院内調査の実施状況や結果に納得が得られなかった場合など，遺族または医療機関からの調査の申請があった場合に行われます。

問 16　a

3の匿名加工情報とは，個人情報を本人が特定できないように加工し，個人情報を復元できないようにした情報のことです。

4について，医療機関においては，診療録等の形態で整理されていない情報であっても，個人情報として取扱わなければなりません。

問 17　a

3について，システム傷害対策として，サーバやネットワーク機器などの予備設備を準備して運用するようにします。

4について，システムのアップデートは，その実施頻度を運用管理規程に明記し，それに従って行います。

問 18　b

1について，医療機関のシステムは，部門ごとのシステムを連結しながら順次構築されました。

4について，医療機関と薬局や訪問看護ステーション，地域の施設が連携して患者の生活を支えるため，地域医療福祉連携システムが運用されています。

問 19　c

Malcolm.Thomas.MacEachernの『Hospital Organization and Management』において言及されている診療記録の価値は，次の6つです。

①患者にとっての価値
②医師にとっての価値
③医療機関経営上の価値
④公衆衛生上，行政上の価値
⑤医学研究上の価値
⑥法律上の価値

問 20　d

1の生年月日が不詳の場合は，その欄に推定年齢をカッコを付して記載します。

2の傷害が老人ホームで発生した場合は，「外因死の追加事項」欄で，「4その他」に記載します。

実技問題

問 1

医師事務作業補助者実務能力認定試験　実技問題問1　解答用紙

受験番号		氏名	

問題の指示通り、8/4についてのみ記載します。

SOAP形式の経過記録

【S】	看護師や放射線科医からの情報は【O】に記載します。
【O】	朝から病院にいることがわからずパニック状態になった。（看護師より） 頭部CT・MRI：7年前の右視床出血の痕以外に所見なし。（放射線科医の読影報告書） RBC 3.82 × 10^6/μL↓、Hb 18.6g/dL↑、Ht 40.1%↓、MCV 105.2fL↑、MCH 48.6Pg↑、MCHC 46.3%↑、Ret 0.075%↓、VB_{12} 53pg/mL↓、フェリチン 10.3ng/mL↓ 好中球過分葉（＋） 肝機能、腎機能、電解質は異常なし。 血液検査の結果については、問題の「検査結果」の中から異常を示している9項目について、項目名、測定値、単位、高低を抜粋します。
【A】	
【P】	腰椎穿刺を行っているので、本日は床上安静を指示。 明日、HSV-DNA PCRの結果と今後の治療方針を説明予定。 患者への指示や今後の予定については、【P】に入力します。

問2

医師事務作業補助者実務能力認定試験　実技問題問2　解答用紙

受験番号		氏名	

診療情報提供書

○「交付日」欄

2022年（令和4年）8月5日

アルツハイマー病の鑑別診断のため、すずき内科から紹介されてきた患者について、8/5にすずき内科あてに返信していることを踏まえて記載します。

○「傷病名」欄

ビタミン B_{12} 欠乏症による精神神経障害

すずき内科は、記銘力低下の原因が知りたいので、問題の8/5にある病名を記載します。

○「所見及び診断」欄

この度は、患者様をご紹介いただきありがとうございました。
患者様は、2022年（令和4年）8月3日に来院され、即日入院されました。
記銘力障害があるとのことでしたが、血液検査の結果、ビタミン B_{12} が53pg/mLと大幅な低下を認め、それによる精神神経障害と診断いたしました。おそらく胃全摘後の後遺障害と考えられます。

紹介を受けてから上記病名と診断した理由を簡潔に記載します。

○「今後の診療に関する情報」欄

2022年（令和4年）8月5日からメコバラミン0.5mg1Aを静注することとしていますが、患者様の状態が不安定なため、1週間は引き続き入院予定です。
退院後は、また貴院での診療を希望しておられますので、当院での治療が落ち着きましたら、再度ご連絡させていただきます。
また、いきいきケアサービスのケアマネジャーから問い合わせがあったため、通所リハビリテーションや栄養指導の必要性を情報提供しております。

8/5時点での「今後の診療情報」であることに注意して記載します。まだ入院を継続すること、退院したら再度連絡すること、いきいきケアサービスに情報提供したことの記載が必要です。

問3

医師事務作業補助者実務能力認定試験　実技問題問3　解答用紙

受験番号		氏名	

8/12にいきいきケアサービスあてに交付した診療情報提供書であることに留意して記載します。

指定居宅介護支援事業所向け診療情報提供書

1つめには、生活機能低下の直接原因となっているものを記載します。
2と3については、順不同です。
発症順でないことに気をつけてください。

○「患者の病状」欄

診断名

	診断名		
1	ビタミン B_{12} 欠乏症による精神神経障害	発症年月日	2022年8月頃
2	右視床出血後左半身麻痺	発症年月日	2015年1月頃
3	高血圧症	発症年月日	2012年8月頃

生活機能低下の直接の原因となっている傷病又は特定疾病の経過及び投薬内容を含む治療内容

1. 2022年7月半ばより記銘力障害が目立つようになり受診。精査の結果、ビタミン B_{12} 欠乏症による精神神経障害と診断し、2022年8月5日より1週間メコバラミン0.5mg 1Aを静注。今後は週2で筋注、その後内服へと移行予定。
2. 右視床出血による左半身麻痺については、杖を使用して歩行可能だが、外出の頻度が少なく、日中も寝たり起きたりの生活をしているとのことで、移動能力の低下が懸念される。
3. 高血圧症については、内服にてコントロール良好。今後服用薬が増えることで、飲み忘れや飲み間違いが起こる懸念がある。

診断名欄に記載した傷病ごとに経過と治療内容を記載します。

日常生活の自立度等について
・障害高齢者の日常生活自立度　□自立　□J1　□J2　□A1　☑A2　□B1　□B2　□C1　□C2
・認知症高齢者の日常生活自立度　□自立　□Ⅰ　□Ⅱa　☑Ⅱb　□Ⅲa　□Ⅲb　□Ⅳ　□M

問題の8/3を確認してチェックします。

○「介護サービスを利用する上での留意点、介護方法等」欄

現在あるかまたは今後発生の可能性の高い生活機能の低下とその対処方針
□尿失禁　☑転倒・骨折　☑移動能力の低下　□褥瘡　□心肺機能の低下　☑閉じこもり　□意欲低下
□徘徊　□低栄養　□摂食・嚥下機能低下　□脱水　□易感染性　□がん等による疼痛
□その他（　　　）

問題の8/5を確認してチェックします。

→対処方針（通所リハビリテーションサービスの利用により外出の機会を増やす　）

サービス利用による生活機能の維持・改善の見通し
☑期待できる　□期待できない　□不明

問題の8/5を確認してチェックします。

サービスの必要性
□訪問診療　□訪問看護　□訪問歯科診療　□訪問薬剤管理指導
□訪問リハビリテーション　□短期入所療養介護　□訪問歯科衛生指導　☑訪問栄養食事指導
☑通所リハビリテーション　□その他の医療系サービス

サービス提供時における医学的観点からの留意事項
血圧　☑あり（朝1回降圧剤を服用中。飲み忘れに注意。服用薬が増える可能性があり、服用間違いにも注意。）
移動　☑あり（左半身に麻痺あり。杖を使用しているが転倒に注意。　）
摂食　☑あり（鉄分、ビタミンを積極的に摂取するよう注意。　）

解答用紙にあらかじめチェックが入っているため、問診内容と問題の8/12を確認して記載します。

2 2023年10月実施
医師事務作業補助者実務能力認定試験〔解答・解説〕

➡問題は p. 85

学科問題

問1　d

3について，緊急入院患者として数えられる者は，「救急搬送により緊急入院した患者」のため入院していない患者は数えられません。

4について，入院する患者には，特別の関係にある保険医療機関に入院する患者は含まれません。

問2　c

2の二次救急医療を提供する施設としては，病院群輪番制病院や共同利用型病院等が整備されています。

4の三次救急医療を提供する施設としては，救命救急センター等が整備されています。

問3　d

医療法第7条第2項に定められている病床の種別は，精神病床，感染症病床，結核病床，療養病床，一般病床です。

問4　c

2の措置入院が必要かどうかを判定するのは，精神保健指定医です。

4の理学療法士は，身体に障害のある者に対して，基本的動作能力の回復を図るための訓練を行います。

問5　a

特定機能病院が備えておかなければならない診療に関する諸記録は，過去2年間の病院日誌，各科診療日誌，処方箋，手術記録，看護記録，検査所見記録，エックス線写真，紹介状，退院した患者に係る入院期間中の診療経過の要約，入院診療計画書です。

問6　b

1の鍼灸院で針治療を受けた場合は，医師が必要と認めた場合に限り療養費が給付されます。

4の末期がん患者である被扶養者が訪問看護ステーションからの訪問看護を受けた場合は，医療保険の給付が受けられます。

問7　a

3の育成医療とは，18歳未満の障害児に対して提供される，生活の能力を得るために必要な自立支援医療のことです。

4の更生医療とは，18歳以上の身体障害者に対して提供される，更生のために必要な自立支援医療のことです。

問8　b

2について，院外メールは，院外文書に準じて作成しますが，前文を省き，簡略化させたほうがよいとされています。

3について，「BCC」欄に入れたメールアドレスは隠されるので，内容を共有している人が誰なのかをわかるようにするためには「CC」欄にメールアドレスを入れます。

問9　d

1の骨髄像は，再生不良性貧血等で行われる検査です。

2の長谷川式簡易知能評価スケールは，認知症の診断に用いられています。

問10　c

1のテオフィリンは，気管支拡張剤です。

4のレボドパは，抗パーキンソン剤です。

問11　b

1について，透析療法はGFRが15mL/分/1.73m^{2}未満になった時点で必要性が生じ，腎不全症候等総合的に判断して導入されます。

4の脳梗塞では，経皮的選択的脳血栓・塞栓溶解術，脳血管塞栓（血栓）摘出術，経皮的脳血栓回収術等が行われることがあります。

問12　a

3の診察室における収縮期血圧は，120mmHg未満が正常血圧です。

4の安静時の脈拍数は，1分間に60〜80回です。

問13　d

1の点滴とは，静脈内に留置した針やカテーテルから薬剤を持続的に投与する注射のことです。

2の静脈注射は，作用の発現は早いですが，作用時間が短く副作用が大きいのが欠点です。

問14　c

2について，RA（関節リウマチ）では，メトトレキサートが治療の第一選択です。

3について，RAでは，初期症状である関節痛と腫脹は，1つの関節から始まります。

問15　b

1について，委員会を構成するのは，各部門を代表する委員であり，医療従事者以外も委員になります。

3について，委員長には副院長を据えるのがよいとされています。

問16　a

3について，審査支払機関に請求書類を提出する等，通常の業務で想定される利用目的の場合には，最初に患者の同意を得られればよいとされています。
4について，個人データは，利用停止の請求を受けた場合はその措置を行わなければなりません。

問17 d

1について，クリティカル・パスの運用は，各医療機関によります。
2について，クリティカル・パスが運用されているのは，一般的な手術や検査についてです。

問18 b

2について，代行入力を実施する場合には，具体的に運用管理規程で定める必要があります。
3について，更新した場合には更新履歴を保存し，更新前後の内容を照合できるようにします。

問19 b

1について，POMRは基礎データを収集することから始めます。
4について，経過については，日々記録します。

問20 a

3について，夜の12時に生まれた場合は，「午前0時」と記載します。
4について，双子の場合は，それぞれ記載します。

実技問題

問1

医師事務作業補助者実務能力認定試験　実技問題問1　解答用紙

受験番号		氏名	

SOAP形式の経過記録

【S】	ワタナベ内科クリニックからの紹介受診。 身体は元気だが声がかすれて、のどに違和感があるため、咳払いを何度もしてしまう。 職業柄、これからも常時大きな声を出すので、きちんと治したい。 患者の訴えや希望は【S】に記載します。
【O】	喉頭ファイバースコピー所見：右の声帯に大きめのポリープあり。 炎症（+） 出血（+） 検査結果は【O】に記載します。
【A】	手術を勧めた。 医師の意見は【A】に記載します。
【P】	7月4日入院し、翌日全身麻酔下で直達喉頭鏡による声帯ポリープ切除術を行う予定。 ワタナベ内科クリニックへ診療情報提供書を作成。 この手術では、金属の管を口に入れるため圧迫による歯に対する影響があるかもしれないこと、術後5日間の沈黙療法が必須であるため、1週間から10日程度の入院期間になることを説明。

今後の予定等は【P】に記載しますが、診療情報提供書の作成は、【O】に記載しても構いません。

問２

医師事務作業補助者実務能力認定試験　実技問題問2　解答用紙

受験番号		氏名	

診療情報提供書

○「交付日」欄

2023年（又は令和５年）６月13日

○「傷病名」欄

声帯ポリープ（右）

○「紹介目的」欄

検査結果と今後の治療方針についてのご報告

ワタナベ内科クリニックが希望している情報を提供することになります。

○「症状経過、検査結果及び治療経過」欄

この度は患者様をご紹介いただきありがとうございました。
ご紹介いただいた患者様は、６月13日に当院を受診されました。
喉頭ファイバースコピーにより、上記と診断いたしました。
炎症を起こし出血が診られたため、患者様の希望もあり、７月４日に入院し、７月５日に全身麻酔下で直達喉頭鏡による声帯ポリープ切除術を行う予定にしております。
以上、情報提供させていただきます。
今後とも、どうぞよろしくお願いいたします。

紹介していただいたことへの御礼からはじめ、いつ当院を受診したのか、どういう検査等を実施したのか、今後どういう治療を行うのかを記載します。

○「備考」欄

問３

医師事務作業補助者実務能力認定試験　実技問題問3　解答用紙

受験番号		氏名	

傷病手当金申請書

○「傷病名」欄「初診日」欄

傷病名	(1) 声帯ポリープ（右）	初診日	(1) 2023年　6月　13日
	(2)		(2)　　年　　月　　日

問題に指定されている期間を記載します。

○「労務不能と認めた期間」欄

2023　年　7　月　4　日　から　2023　年　7　月　18　日までの　15　日間

○「入院期間」欄

2023　年　7　月　4　日　から　2023　年　7　月　11　日までの　8　日間

○「診療実日数」欄

診療実日数	月	診療日及び入院していた日を丸で囲む
9　日	7　月	1 2 3 ④ ⑤ ⑥ ⑦ ⑧ ⑨ ⑩ ⑪ 12 13 14 15 16 17 ⑱ 19 20 21 22 23 24 25 26 27 28 29 30 31
	月	1 2 3 4 5 6 7 8 9 10 11 12 13 14 15 16 17 18 19 20 21 22 23 24 25 26 27 28 29 30 31

7/4から7/18までの治療内容、指導内容を記載します。

○「上記期間中における「主たる症状および経過」「治療内容、検査結果、療養指導」等」欄

7/4入院し、7/5全身麻酔下で直達喉頭鏡による声帯ポリープ切除術を施行後、沈黙療法を指示。入院時は嗄声がみられたが術後は疼痛もなく、7/11経過良好で退院となるも、自宅での安静を指示。	手術年月日	2023 年 7 月 5 日
	退院年月日	2023 年 7 月 11 日

7/4から7/18まで、なぜ仕事ができなかったのかを記載します。

○「症状経過からみて従来の職種について労務不能と認められた医学的な所見」欄

術後退院までは沈黙療法を行うため入院を継続し、退院後１週間は重労働を避け強い声や大きな声は出せないため、従来の職種については労務不能と判断した。

○「記載日」欄

労務不能を判断した最終日（7/18）以降の日付でなければなりません。

上記の通り相違ありません。　2023 年　7　月　18　日

【実務能力認定試験主催団体】
全国医療福祉教育協会

【解　説】
全国医療福祉教育協会

【協　力】
石井　仁（千葉県済生会習志野病院 事務次長 兼 総務課長 兼 広報課長）
圓山研介（相模台病院 患者総合相談室 病診連携担当 課長・元医事課長）

◆実務能力認定試験のお問い合わせはこちらへ
全国医療福祉教育協会
URL：https://iryou-shikaku.jp/
mail：info@iryou-shikaku.jp

初級者のための
医療事務【BASIC】問題集 2024

＊定価は裏表紙に表示してあります

2011年6月6日　第1版第1刷発行
2024年5月22日　第13版第1刷

認定試験主催・解説　全国医療福祉教育協会
発行者　小野　章
発行所　医学通信社
〒101-0051　東京都千代田区神田神保町2-6　十歩ビル
TEL 03-3512-0251（代表）
FAX 03-3512-0250（注文）
03-3512-0254（書籍の記述についてのお問い合わせ）

https://www.igakutushin.co.jp/
※弊社発行書籍の内容に関する追加情報・訂正等を掲載しています。

装丁デザイン：冨澤　崇
印刷・製本：株式会社　シナノ印刷

ISBN978-4-87058-943-8

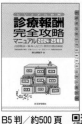

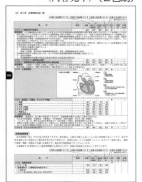

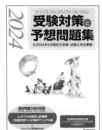

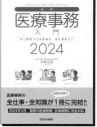

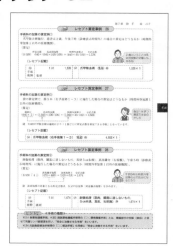

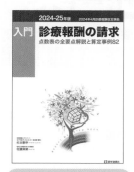